Inhalts-Verzeichnis

Seite

Vorwort II

Udluft, Hans. Entstehung der Silikose vom Standpunkt des Mineralogen 1

Jones, W. Ätiologie der Silikose. (Mit 11 Textabbildungen) 8

Jötten, K. W. Die wissenschaftlichen Grundlagen der quantitativen und qualitativen Steinstaubanalyse. (Mit 8 Textabbildungen) 12

Reichmann und Schürmann. Der Verlauf der Silikose bei den Gesteinshauern des Ruhrgebietes nebst Mitteilung über die bisherigen Beobachtungen an Gesteinshauern mit Arbeitswechsel hinsichtlich der Weiterentwicklung der Silikose. (Mit 13 Textabbildungen) 18

    Aussprache: Lochtkemper 29

Lehmann, G. Die Bedeutung des Staubbindungsvermögens der Nase für die Entstehung der Lungensilikose 29

Böhme, A. Tuberkulose und Silikose 30

Biasi, W. di. Tuberkulose und Silikose. (Mit 3 Textabbildungen) 33

    Aussprache: Ickert. Huebschmann. Wätjen. Selter. Beintker. Siegmund. Bruns. 39

    Koelsch, Die Silikose in der Porzellanindustrie 43

Hartmann. Die Verhütung von Silikoseerkrankungen in der Porzellanindustrie. (Mit 7 Textabbildungen) 44

Lämmert. Staubverhütungsmaßnahmen in der Industrie der Steine und Erden 54

Steinmetz. Schutzmaßnahmen in Schleifereibetrieben und bei Sandstrahlgebläsen 58

Bekämpfung schädlichen Gesteinstaubes im rheinisch-westfälischen Steinkohlenbergbau 60

Die Deutsche Gesellschaft für Arbeitsschutz

hat ihren Sitz in Frankfurt a. M., Hohenzollernplatz 49

Sie hat den Zweck, für eine Vertiefung der Erkenntnisse auf dem Gebiete des Arbeitsschutzes, für die Verbreitung dieser Erkenntnisse und für ihre praktische Verwertung zu wirken. Ihre Arbeiten erstrecken sich auf Anregung von wissenschaftlichen Arbeiten auf dem Gebiete des Arbeitsschutzes, Veranstaltung von entsprechenden Vortragsreihen, Sammlung und Bereitstellung des einschlägigen Schrifttums und Aufklärungsmaterials. Sie fördert alle Bestrebungen auf dem Gebiete des praktischen Arbeitsschutzes.

Ordentliches Mitglied der Gesellschaft kann jeder Deutsche werden, der Interesse an den Zielen der Gesellschaft hat, ferner Behörden, Körperschaften des öffentlichen und privaten Rechts, Organisationen und Vereinigungen. Ausländer oder ausländische Korporationen, Behörden und Vereinigungen können außerordentliche Mitglieder werden. Der Mitgliedsbeitrag beträgt zurzeit für Einzelmitglieder RM 5.—, für körperschaftliche Mitglieder RM 50.—. Die Mitglieder erhalten die von der Gesellschaft herausgegebenen Veröffentlichungen — „Zentralblatt für Gewerbehygiene" nebst „Beiheften" und „Schriften aus dem Gesamtgebiet der Gewerbehygiene" — zu einem gegenüber dem Ladenpreis wesentlich ermäßigten Vorzugspreise. Ihre Mitgliedschaft berechtigt sie, an Veranstaltungen kostenlos oder zu einem ebenfalls wesentlich ermäßigten Eintrittspreis teilzunehmen.

Deutsche Gesellschaft für Arbeitsschutz — Frankfurt a. M., Hohenzollernplatz 49

Bericht über die Arbeitstagung

„Fragen der Entstehung und Verhütung der Silikose"

Bochum, am 8.–10. November 1934

1935

Springer-Verlag Berlin Heidelberg GmbH

ISBN 978-3-662-31458-6   ISBN 978-3-662-31665-8 (eBook)
DOI 10.1007/978-3-662-31665-8

Vorwort

Unter den Berufskrankheiten, die durch die Verordnungen vom 12. Mai 1925 und vom 11. Februar 1929 in die Entschädigungspflicht und die Verhütungsvorschriften der Unfallversicherung einbezogen worden sind, nimmt zahlenmäßig und vor allem auch wegen ihrer engen Beziehungen zur Tuberkulose in ihren Auswirkungen auf die Volksgesundheit die Staublungenerkrankung die erste Stelle ein. Die Erforschung ihrer Ursachen und damit auch die Maßnahmen zu ihrer Verhütung in Zusammenarbeit aller berufenen Kräfte zu fördern, hat sich ein von dem ärztlichen Ausschuß der Deutschen Gesellschaft für Arbeitsschutz eingesetzter Unterausschuß zur Aufgabe gemacht.

Auf dem Weg zu diesem Ziel ergab sich die Notwendigkeit, den derzeitigen Stand der wissenschaftlichen Erkenntnisse und Anschauungen über die Entstehung der Staublungenerkrankung, ihre ursächliche Verknüpfung mit tuberkulösen Prozessen und ihre versicherungsrechtliche Beurteilung, sowie die bisher erzielten und weiterhin erstrebten Fortschritte ihrer Verhütung durch technische Maßnahmen der Staubbekämpfung und vorbeugende ärztliche Überwachung in besonders gefährdeten Betrieben zum Gegenstand einer eingehenden Aussprache auf einer besonderen Arbeitstagung zu machen.

Die anläßlich dieser vom 8. bis 10. November 1934 veranstalteten Tagung erstatteten Referate werden in der vorliegenden Schrift der Öffentlichkeit übergeben.

Frankfurt a. M., im Dezember 1935

Deutsche Gesellschaft für Arbeitsschutz

Der Vorsitzende	Der Vorsitzende des
des Ärztlichen Ausschusses:	Unterausschusses für Silikoseforschung:
Prof. Dr. H. Reiter,	Prof. Dr. A. Böhme,
Präsident des Reichsgesundheitsamts	Bochum

Entstehung der Silikose vom Standpunkt des Mineralogen.

Von Dr. **Hans Udluft**, Geologen an der Geologischen Landesanstalt, Berlin.

I. Silikosefragen und mineralogisch-petrographische Forschung.

Da die Silikose eine Erkrankung der Atmungsorgane infolge der Einatmung anorganischen, mineralischen Staubes ist, ist es selbstverständlich, Verhandlungen über Staublungenerkrankungen mit der Kennzeichnung dieses Staubes beginnen zu lassen.

Die Fassung der 2. Verordnung über die Ausdehnung der Unfallversicherung auf die Berufskrankheiten (Reichsgesetzblatt I 1929), und zwar das in dieser enthaltene Wort „Sandstein", bietet die Veranlassung, Gesteinskundler heranzuziehen, um sie zu Fragen der Benennung von Gesteinen Stellung nehmen zu lassen. Das ist der eine Weg, der Beziehungen zwischen Silikosefragen und dem mineralogischen Arbeitsbereich herstellt.

Leider mußten wir in diesem Zusammenhang wiederholt darauf hinweisen, daß Definitionen, die z. B. vom Reichsversicherungsamt gegeben worden sind, von unserem fachkundlichen Standpunkt aus unhaltbar sind und unmögliche Folgerungen mit sich bringen müssen (Udluft 1933). Vor allem müssen wir beanstanden, daß den juristischen Ausführungen niemals eine befriedigende Definition des Begriffes „Sandstein" zugrunde gelegt wurde.

Die zweite Beziehung zwischen Silikosefragen und mineralogischer Forschung wird durch die zwingende Notwendigkeit zur Zusammenarbeit zwischen Medizinern und Mineralogen bei der Bestimmung von Mineralresten gegeben, die bei der systematischen Untersuchung von Lungenrückständen und Lungenschnitten gefunden werden. Die Schwierigkeit der Bestimmung dieser kleinsten Teilchen, die großen Fehlerquellen, die durch die Vermengung mit organischer Substanz bedingt sind, und andererseits die Wichtigkeit für die Prophylaxe erfordern die Zusammenarbeit jetzt noch gebieterischer, weil die als Tatsache anerkannte Ursache der Silikose in der Einatmung von freiem Quarz erschüttert erscheint.

Die gleiche Verquickung von juristischen Gesichtspunkten, Gesteinsdefinitionen und medizinischen Untersuchungsergebnissen hat in England zur eingehenden mineralogischen Untersuchung von Lungen geführt, als deren Ergebnis Jones (1933) festgestellt hat, daß es hauptsächlich „Serizit" ist, der in Silikotikerlungen gefunden wird. Diese Feststellung bedeutet eine vollkommene Revision der bisherigen Auffassung, die z. B. in den Veröffentlichungen der Silicosiskonferenz von Johannesburg (Int. Labour Office 1930) niedergelegt ist. Daß neben der kristallisierten Kieselsäure des Quarzes auch Asbest zu gefährlichen Erkrankungen der Atmungsorgane führen kann, ist gleichfalls bekannt gewesen. Auf alle Fälle muß jetzt auch noch mit dem Serizit gerechnet werden. Aber müssen noch weitere Mineralien in den Kreis der Untersuchung einbezogen werden?

II. Zusammenstellung silikosegefährlicher Mineralien und Gesteine.

Zur Beantwortung dieser Frage werden am zweckmäßigsten diejenigen Betriebsarten zusammengestellt, in denen wiederholt Silikoseerkrankungen beobachtet worden sind (zunächst diejenigen der Verordnung von 1929) und die Mineralien der Rohprodukte bzw. auch der Fertigprodukte, soweit sie von denen der Rohprodukte abweichen, genannt. Sie sind in Tabelle 1 vereinigt.

Unbedingte Vollständigkeit ist dabei weniger erstrebt, als das Ziel, zu zeigen, welche Gruppe von Mineralien am beachtenswertesten, wichtigsten und allgemeinsten ist. Irgendwelche Einzelfälle bleiben außer Betracht (Tabelle 1).

Die einzelnen genannten Mineralien können hier nicht näher charakterisiert werden; zum Teil sind sie in Tabelle 2 und 3 chemisch gekennzeichnet; im übrigen sind sie in jedem Mineralogielehr- und -handbuch nachzusehen (z. B. Rosenbusch-Wülfing, Klockmann, Tschermak).

Insgesamt handelt es sich um freie Kieselsäure in der Form des Quarzes (neben verschiedenen anderen Modifikationen), Silikate (Kieselsäureverbindungen), Karbonate (Kohlensäureverbindungen), freie Tonerde (Korund) und Tonerde-Kieselsäuregemenge in verschiedenen Formen (Tone).

Diesen Mineralien stellen wir die in Tabelle 2 genannten gegenüber, die von verschiedenen Autoren im Körper bzw. in der Lunge identifiziert worden sind.

Waetjen, v. Wolff und Jäger (1931) haben „Karbonat, Quarz, Ton und Feldspat" in Mansfelder Staublungen bestimmt. Es ist aber leider nicht angegeben, um welches Karbonat es sich handelt (z. B. ob Kalkspat, Aragonit oder Dolomit); ebenso erscheint die Angabe von 70% „Ton und Feldspat" nicht befriedigend. Was ist unter „Ton" verstanden worden?

Quarz ist weiterhin von Scheid (1932) bestimmt worden. Serizit, Sillimannit, Tremollit, Rutil, Kryolith werden von Jones, Gerstel (1934), Policard (1934), Gudjonsson (1934) genannt.

Tabelle 1. Betriebe mit silikosegefährlicher Staubentwicklung und ihre Mineralien.

Betrieb	Rohmineralien		Mineralbestandteile der Fertigprodukte
	wichtigste Mineralien	Nebenmineralien	
Steinbruch-	Quarz; Silikate (Feldspat, Glimmer), Karbonate im übrigen alle anderen Mineralien	Kaolin, Serizit, seltene und Schwermineralien	Ebenso
Bergbau	Wie in Steinbruchbetrieben		—
Metallschleifereien	Quarz, Carborund, Korund		
Glashütten und Schleifereien	Quarz	Alkali- und Kalkkarbonate und Sulfate, Flußspat, Kohle, Mennige	Unterkühlte Schmelze, stark sauer, in der die Basen nicht zur Silikatbildung bzw. -kristallisation ausreichen
Porzellan-	Kaolin, Quarz, Feldspat	Kalkspat, Flußmittel	Glasige SiO_2-reiche Grundmasse, in der neugebildete Alumosilikate wie Mullit und Quarz in verschiedenen Mengen schwimmen, dazu Mg-Alumosilikate der Cordieritgruppe, und Mg-Silikate je nach Zusammensetzung und und Brenntemperatur
Steinzeug-	Feuerfeste Tone		
Steingut-	Ton, Quarz, Kalk oder Feldspat		
Schamotte-	Feuerfester Ton, Schieferton, Kaolin		
Silika-	Quarzit	CaO	Quarz, Christobalit
Zement-	Mergel (= $CaCO_3$ + Ton) oder Ton und Kalkstein		Neugebildete Ca-Al-Silikate und Ca-Silikate (Wollastonit)
Asbest-	Asbest		—

Tabelle 2.

Name	Chemische Kennzeichnung	Form kleinster Teilchen	Spaltbarkeit	Härte
(Kohle und Erz ausgenommen) Kalkspat (=Kalkkarbonat)	$CaCO_3$	Sehr gut spaltbar, Rhomboeder	gut	3
Quarz	SiO_2	Eckig, unregelmäßig	schlecht	7
Rutil	TiO_2	Säulenförmig, nadelig	schlecht	6—6,5
Sillimannit	Al_2SiO_2	Stengelig, nadelig	vollkommen	7
Ton	Gemenge von $Al_2O_3 + SiO_2 + H_2O$ mit adsorbierten Alkalien usw.	Feinst. blättrig, unregelmäßig	—	> 2
Feldspat	$K_2O \cdot Al_2O_3 \cdot 6\,SiO_2$	Tafelig, eckig	gut	6—6,5
Serizit	$K_2O \cdot 3\,Al_2O_3 \cdot 6\,SiO_2 \cdot 2\,H_2O$	Spießig, nadelig	sehr gut	2—3
Asbest, Tremollit	$CaO \cdot 3\,Mg(Fe)O \cdot 4\,SiO_2$	Feinfaserig	gut	3 (?)
Kryolith	Na_3AlF_6	Würfelig, spaltig	gut	2,5—3
Kaolin	$Al_2O_3 \cdot SiO_2 \cdot 2\,H_2O$	Blättrig bis nadelig	gut	2—3

Asbest bzw. Asbestose ist von Beger (1934) bearbeitet worden.

Es ist möglich, daß damit nicht alle identifizierten Mineralien genannt sind, doch ist das auch nicht unbedingt erforderlich, da die genannten Mineralien als die wichtigsten anzusprechen sein dürften.

Auf alle Fälle steht der Anzahl der in den Betrieben möglicherweise eingeatmeten Mineralien nur eine kleinere von sicher im Gewebe wiedererkannten gegenüber.

In der Tabelle 2, in der zu den identifizierten einige wichtige Rohstoffmineralien zur Charakterisierung zugefügt sind, finden sich Carbonate, freie kristallisierte Kieselsäure in der Form des Quarzes, Silikate und Verbindungen und Gemenge von Tonerde und Kieselsäure (Tone).

Besonders hingewiesen sei auf die Kennzeichnung des Kaolins und des Serizits als **Hydrosilikate** = Silikate, in deren Molekül H_2O enthalten ist.

Wichtig ist die anscheinend zu wenig beachtete Frage, spielen Form, Spaltbarkeit (Teilbarkeit) und Härte der Mineralien eine Rolle? Anscheinend sind doch spießige, spitze, gut teilbare Mineralien besonders stark gefährlich, weil die Mehrzahl der wiedererkannten Mineralien durch spitze, säulige, nadelige oder schuppige Formen ausgezeichnet sind, Diese Frage darf wohl von Jones bejaht werden. weil allem Anschein nach solche Mineralteilchen, die bei gleichem Gewicht eine besonders geartete, irgendwie nach bestimmten Richtungen bevorzugte Oberfläche haben, länger in der Schwebe bleiben können und dadurch selektiv angereichert und stärker eingeatmet werden.

Die Abhängigkeit der Ausbildung der Staubteilchen von der Mineralgröße des vorhandenen Materials, der Bearbeitung und der Zusammensetzung eines Gesteins aus einheitlichen oder mehreren Mineralien ist nicht untersucht, aber wahrscheinlich für manche hier interessierende Fragen von Wichtigkeit.

In Tabelle 3 sind eine ganze Reihe von Mineralien zusammengestellt, die in spitziger, spießiger und strahliger Form auftreten können. Es wäre zu beachten, ob auch die bisher nicht genannten irgendwo als schädigend erwiesen werden können (z. B. Apatit?).

Die Identifizierung der von organischem Gewebe eingeschlossenen Mineralien ist schwer. Chemische Gesamtanalysen und darauf aufgebaute Berechnungen der Mineralzusammensetzung sind nur mit

Tabelle 3. **Wichtigste faserig, feinstenglig auftretende Mineralien.**

Mineral	Formel
Andalusit	$Al_2O_3 \cdot SiO_2$
Apatit	$FCa_5P_3O_{12}$
Asbest	$CaO \cdot 3 Mg(Fe)O \cdot 4 SiO_2$
Brucit	$MgO \cdot H_2O$
Chiastolith	$Al_2O_3 \cdot SiO_2$
Gips	$CaSO_4 \cdot 2 H_2O$
Kryolith	Na_3AlF_6
Kaolinit	$Al_2O_3 \cdot 2 SiO_2 \cdot 2 H_2O$
Rutil	TiO_2
Serizit	$K_2O \cdot 3 Al_2O_3 \cdot 6 SiO_2 \cdot 2 H_2O$
Serpentin (Serpentinasbest)	$3 MgO \cdot 4 SiO_2 \cdot 2 H_2O$
Sillimannit	$Al_2O_3 \cdot SiO_2$
Speckstein	$3 MgO \cdot 4 SiO_2 \cdot H_2O$
Strontianit	$SrCO_3$
Talk	$3 MgO \cdot 4 SiO_2 \cdot H_2O$
Tremolit	$CaO \cdot 3 Mg(Fe)O \cdot 4 SiO_2$
Wollastonit	$3 CaO \cdot 3 SiO_2$

äußerster Vorsicht und auch nur nach optischer Untersuchung möglich und nicht unbedingt beweisend. Denn die chemische Zusammensetzung der Mineralien, wie z. B. Serizit = $K_2O \cdot 3 Al_2O_3 \cdot 6 SiO_2 \cdot 2 H_2O$ ist recht beträchtlichen Schwankungen unterworfen. (Für die einzelnen Oxyde können Äquivalente eintreten.) Trotzdem ist aber stets eine Analyse des Lungenrückstandes auszuführen; allerdings muß die Methodik dabei sehr sorgfältig auf Vergleichsversuche an bekanntem Material zurückgreifen. Ebenso müssen die Veränderungen der Löslichkeit der verschiedenen Mineralien bei zunehmender Teilchenzerkleinerung in Säuren und bei erhöhter Temperatur beachtet werden.

Die Identifizierung allein auf Grund des spezifischen Gewichts möchte ich wegen des Einflusses der organischen Substanz ausschalten.

Als ganz zuverlässig können nur optische Bestimmungen nach der Form, besonders aber solche auf Grund des Lichtbrechungsexponenten und der Doppelbrechung gelten. Auch bei Bestimmungen nach der Form sollte stets diese Bestimmung des Brechungsexponenten ausgeführt werden.

Bevor wir dazu übergehen, zu überlegen, wieso wohl von den genannten, praktisch in mehr oder weniger großem Maß eine Rolle spielenden Mineralien einige silikosegefährlich sind und andere nicht, welche Überlegungen von mineralogischer Seite hierzu wohl angestellt werden können, müssen noch eine Reihe von Gesteinen zusammengestellt und gekennzeichnet werden (s. Tab. 4).

In dieser Gesteinstabelle sind solche Gesteine zusammengestellt, an denen irgendwo Silikoseerkrankungsfälle bekannt geworden sind. Das sind aber durchaus nicht etwa alle Gesteine, die irgendwo in in großem Maß Staub aufwirbelnden Betrieben bzw. Beschäftigungen bearbeitet werden. Aus Diabas- oder Basaltschotterwerken z. B., Betrieben mit Gesteinen, die aus stark basischen Mineralien bestehen, sind meines Wissens keine Erkrankungen bekannt, obwohl auch die Chlorite, die in den Diabasen wichtig sind, nadelig, schuppig auftreten können.

Die Tabelle weicht bewußt von den meist üblichen Anordnungen der Sedimente ab. Die Begründung dazu ist auch aus der weiter unten kurz skizzierten Entstehungsgeschichte (Lithogenese) abzuleiten. Hingewiesen sei auf die Verschiebung der Haupt- und wichtigsten Nebengemengteile bei den Sandsteinen bzw. den Tonsteinen.

Tabelle 4. **Gesteine, bei deren Bearbeitung Silicoseerkrankungen auftreten.**

Gruppe	Gesteinsname	Nähere Kennzeichnung	Hauptgemengteile	Wichtige Nebengemengteile (Übergemengteile nicht genannt)
Erstarrungsgesteine	Granit	Holokristallines Tiefengestein	Quarz, Feldspat, Glimmer	—
Sedimente — Sandsteine	Quarzkonglomerate	Grobklastisch, vollkommen eingekieselt	Quarz	—
	Quarzit	Mittel- bis feinkörnig, gut eingekieselt	Quarz	Kaolin, z. T. Serizit
	Quarzitschiefer	Feinkörnig, gut eingekieselt, tektonisch st. beansprucht	Quarz	Serizit, Muskowit
	Quarzitsandsteine	Weniger vollkommen eingekieselt	Quarz, z. T. Feldspat	z. T. Kaolin, Serizit
	Sandsteine i. eng. Sinn	Noch weniger eingekieselt	Quarz, z. T. Feldspat	Serizit, Karbonat
	Grauwacken	Starke Mengen von Sand- und Tonkomponente	Quarz, Feldspat, Gesteinstrümmer, Serizit	z. T. Kaolin, Chlorit, z. T. Karbonat
Sedimente — Tonsteine	Sandschiefer	Feinkörnig, bis feinstkörniges Material	Quarz, z. T. Feldspat, Serizit, Kaolin	—
	Schiefertone	Nicht tektonisch verschiefert	Ton, Kaolin, Serizit, Quarz	Karbonate
	Tonschiefer	Weniger oder mehr tektonisch beansprucht und rekristallisiert	Serizit, Quarz	Karbonate, Rutil
	Dachschiefer			
Sedimente — Kieselgesteine	Kieselschiefer	Feinstkörnige SiO_2-Gesteine verschiedenen Ursprungs	Quarz, Chalcedon	—
	Hornsteine		Chalcedon, Quarz	Karbonat
	Kieselkreide	—	Opal	

Vergleicht man die in den Tabellen 1—4 genannten Mineralien, die eine gefährliche Rolle spielen, so ist festzustellen, daß es vorwiegend im mineralogischen Sinn saure, alkaliarme oder auch alkalifreie Silikate bzw. freie Säuren sind (Ausnahme: Asbest). Der miterwähnte Kalkspat, Siderit und die basischen Mineralien in Basalten oder Diabasen, erscheinen nicht silikosegefährlich.

Es wäre zur Bestätigung dieser Feststellung der unterschiedlichen Wirksamkeit saurer und basischer Mineralien wichtig z. B. die Schädlichkeit verschiedener saurer und basischer Feldspate zu untersuchen.

III. Das physikalisch-chemische Verhalten eingeatmeter Mineralteilchen.

Nachdem die als schädlich erkannten Mineralien und Gesteine erörtert worden sind, kann die Ursache der schädlichen Wirkung vom mineralogischen Standpunkte aus geprüft werden.

Es muß aber noch darauf hingewiesen werden, daß die Mineralien nicht unveränderlich stabil und feststehend sind, vielmehr hängen sie von den physikalisch-chemischen Bedingungen der Umwelt ab. Sie können auf- und abgebaut werden. Aufgebaut werden sie bei der Aus- und Umkristallisation aus dem Schmelzfluß (Magma) und auch bei der Diagenese (Verfestigung) der losen Sedimente zu den Sedimentgesteinen. Abgebaut werden sie durch die mechanisch und chemisch wirksamen Verwitterungsvorgänge, die neben den transportierenden, umlagernden und sortierenden Kräften der Erosion und Abtragung für die Ausbildung des Sedimentes verantwortlich sind. Zerstörung und Auslese lassen das Endprodukt entweder sandig oder tonig, substanziell einheitlich oder gemengt erscheinen. (Analog wird das daraus entstehende Gestein zu einheitlichen Sandsteinen und Quarziten, Tonsteinen oder stark gemengten Grauwacken, die aber trotzdem als Ablagerung von einer als „Sand" zu bezeichnenden Korngröße zu den Sandsteinen zu stellen sind.)

Mechanische Aufarbeitung zu kleinen Korngrößen geht meist mit einem chemischen Abbau Hand in Hand; feiner körnige Ablagerungen zeigen deshalb eine allmähliche quantitative Verschiebung der Mineralführung zugunsten der jeweils stabileren Komponenten; es wird in ihnen Quarz angereichert und die nicht mehr stabilen Silikate, z. B. Feldspat, werden in Kaolin oder tonige Substanzen umgewandelt. Diese können aber in den sedimentären Ablagerungen neu kristallisieren und in Serizit übergehen, und werden dies um so mehr, je stärker Druck- oder Temperatur einwirken konnten. So entsteht der Serizit durch Neuaufbau; er kann aber auch durch innere Umwandlung (z. B. in den Feldspäten) innerhalb eines Gesteinskörpers gebildet werden.

Diese feinen, sekundär gebildeten Mineralien Kaolin, Serizit, Chlorite u. ä. sind recht schwer definierbar; sie treten mengenmäßig neben den Hauptgemengteilen in den Eruptivgesteinen und gröber klastischen Sedimenten stark zurück, nehmen aber mit zunehmender Feinheit des Kornes an Bedeutung zu. Sie sind durch optische Methoden zu charakterisieren.

Von medizinischer Seite sind zur Erklärung der Erkrankung an Silikose eine mechanische und eine chemische Theorie einander gegenübergestellt worden (z. B. Beintker 1931). Die chemische Theorie geht von der geringeren Löslichkeit der Quarzkieselsäure aus, während die mechanische Theorie anscheinend einerseits annimmt, daß die Kristallteilchen Gewebsverletzungen hervorrufen und andererseits, daß der mechanische Reiz der im Gewebe befindlichen Teilchen Gewebewucherungen verursacht.

Es ist eine rein medizinische Aufgabe, diese Theorien zu belegen oder zu widerlegen. Hier können lediglich einige Vergleichshinweise gegeben werden.

Zur mechanischen Theorie sei gesagt, daß ich eine Verletzung für wenig wahrscheinlich halte, denn alle eindringenden Teilchen dürften von einer Wasserhülle umgeben sein und infolge der vorhandenen Oberflächenspannung stets mit der Breit- bzw. Langseite angelagert werden. Zur Frage der mechanischen Reizwirkung kann ich nicht Stellung nehmen. Es ist meines Erachtens aber eine Frage, ob eine Reizwirkung ganz ohne chemische Einwirkung überhaupt denkbar ist.

Anders steht es aber mit der chemischen Wirkung.

Schädigungen durch eingeatmeten Kalkstaub sind allem Anschein nach nicht beobachtet, obwohl in allen möglichen Betrieben große Kalkstaubmengen in der Luft der Arbeitsplätze vorhanden sind. Daß dieser Staub nicht schädlich wirkt, ist nur chemisch zu erklären. Es liegt doch wohl kein Grund vor, daß er mechanisch nicht ebenso schädlich sein könnte, wie Quarz-, Silikat- oder Glasstaub.

Kalk bzw. $CaCO_3$ (einerlei in welcher Modifikation) ist als Bicarbonat in CO_2-haltigen Lösungsmitteln leicht löslich. ($CaCO_3 + H_2O + CO_2 \rightleftharpoons Ca[HCO_3]_2$.) Die nötige bzw. verfügbare Menge von aktiver Kohlensäure wird dabei von der Temperatur, dem Druck und dem CO_2-Partialdruck automatisch reguliert (näheres s. z. B. bei Pia 1933). Betreffend die Lösungsfähigkeit der Kohlensäure sei hier noch hinzugefügt, daß das aus der Blutbahn in die Alveolen eintretende CO_2 ja wohl als „in statu nascendi" befindlich aufzufassen sein dürfte und dementsprechend für Umsetzung und Lösung besonders geeignet erscheint.

Der CO_2-p-Druck beträgt im arteriellen Blut 20—63 mm Hg und im venösen zwischen 25 und

65 mm Hg (Lichtwitz 1930)[1]. Der Kohlensäuregehalt wird durch die folgenden Werte dargestellt: im arteriellen Blut mit 44—54 Vol.-%, im venösen mit 48—60 Vol.-%. Aus diesen Zahlenwerten kann die Löslichkeit des $CaCO_3$ im Blut ungefähr berechnet werden. Dazu sind die Vol.-%-Werte in mg CO_2 im Blut umzurechnen, die mgmg in Millimole, und daraus wird die $CaCO_3$-Löslichkeit berechnet. (Umrechnung nach L. Gruenhut.) Von einem Mittelwert ausgehend, errechnet sich auf Grund der gegebenen CO_2-Werte bei Körpertemperatur eine ungefähre Löslichkeit des $CaCO_3$ zu 1 mg/ccm Blut. Diese Werte können selbstverständlich keinen Anspruch auf völlige Exaktheit erheben, da die zum Vergleich und zur Berechnung herangezogenen Werte nicht für Blut- und Gewebsflüssigkeit bestimmt sind. Doch sind sie vergleichsweise wohl brauchbar.

Auf alle Fälle ist zu schließen, daß eingeatmeter Kalkstaub auf Grund der vorhandenen großen Menge freier Kohlensäure gelöst und unschädlich gemacht werden kann; das ist unbedingt als chemische Wirkung anzusprechen.

Das gleiche gilt für andere Carbonate, z. B. auch für Spateisenstein (Ferrocarbonat) des Siegerlandes.

Nach den Erörterungen über das Verhalten des $CaCO_3$ betrachten wir jetzt die Löslichkeitsverhältnisse von Quarz und Silikaten, zu denen ja auch der Serizit gehört.

Hierzu sind zwei Überlegungen nötig; nämlich einmal, wenn der Quarz schädlich ist: wie verhält sich eingeatmeter Quarzstaub sehr wahrscheinlich im Körper? Und andermal: es ist Serizit im Körper gefunden worden; wie verhält sich der Serizit?

Daß Quarz nicht völlig unlöslich ist, sondern daß auch ihm wie auch allen anderen Mineralien eine gewisse Löslichkeit zukommt, ist schon von verschiedenen Autoren berücksichtigt worden. Es sind aber keine Löslichkeitsuntersuchungen vorhanden, deren Messungsbedingungen mit den im Körper gegebenen Bedingungen vergleichbar wären und die wahre Löslichkeit erkennen ließen. Immer sind nur Messungen bei verschiedenen Drucken und Temperaturen in Wasser und wässerigen Lösungen ausgeführt worden, solche in organischen Lösungen, wie Lymphe oder Blut, bzw. Gewebsflüssigkeit oder Blutflüssigkeit sind nicht vorhanden. Dazu kommt allerdings noch der Gesichtspunkt, der bei Löslichkeitsuntersuchungen noch nicht berücksichtigt wurde, daß nämlich die im Körper zur Verfügung stehenden Lösungen stets erneuert werden und stets frisch sind. Sie sind also immer gleichmäßig aufnahmefähig.

Wesentlich größer als im Wasser, Säuren oder neutraler Lösung ist die Löslichkeit des Quarzes in alkalischer Lösung (Doelter, 1914, II, 1, S. 122ff.). Der Neutralitätszustand einer Lösung wird durch seine Wasserstoffzahl gekennzeichnet, die bei Werten über 7 alkalische Reaktion anzeigt.

Ganze Reihen von Untersuchungen (Schade) zeigen, daß Blut- und Gewebsflüssigkeit alkalisch reagieren. (Wasserstoffzahl bei 18° zu 7,65 und bei 36° zu 7,35 bestimmt.) Die Löslichkeit des Quarzes bzw. der Quarzkieselsäure wird also im Körper begünstigt.

Es hat wenig Zweck, weitere Löslichkeitszahlen anzugeben, da sie doch nicht vergleichbar sind und keine Schlußfolgerungen zulassen, doch muß festgestellt werden, daß mit einer wahrnehmbaren Löslichkeit zu rechnen ist, die für den Chemismus des Körpers oder der Lunge von Bedeutung sein kann.

Unter der Voraussetzung, daß Quarz bzw. Kieselteilchen in die Alveolen der Lunge gelangen können, ist also damit zu rechnen, daß wenigstens eine teilweise Lösung und Wegführung der SiO_2 eintreten kann.

Hingewiesen sei in diesem Zusammenhang auf die Untersuchungen von Böhme und Kraut (1932) über die Blutkieselsäure der Staublungenkranken, die festgestellt haben, daß in der Blutasche der Silikosekranken beträchtlich mehr SiO_2 ist, als in der von normalen Menschen.

Es wird ebenso darauf verzichtet, genaue Zahlen für die Löslichkeiten einzelner anderer Silikatmineralien anzugeben, da auch diese wiederum nur gegen Wasser als Lösungsmittel bestimmt und doch nicht vergleichbar sind. Vielmehr sei ihr Verhalten dadurch charakterisiert, wie es sich gegen CO_2-haltige Wässer bei normalem Druck und geringer Temperatur zu kennzeichnen pflegt; d. h. wir ziehen zum Vergleich die Ergebnisse von Verwitterungsbeobachtungen heran. Diese zeigen, daß bei den gegebenen Temperatur-, Druck-, CO_2-Partialdruck- und Wasserstoffzahlenwerten ein langsamer Zerfall von Mineralien eintritt, der allerdings zum Teil lange Zeit in Anspruch nimmt. Die Tendenz bei diesem Vorgang ist darauf gerichtet, die Alkalien und Erdalkalien der Silikate mehr oder weniger vollständig in gelöster Form als Carbonate und Bicarbonate hinwegzuführen. Aus den Silikaten bilden sich dabei tonige Massen, unter bestimmten Umständen aber Hydrosilikate, wie Kaolin und Serizit; d. h. dann, daß Serizit unter diesen gegebenen Bedingungen stabil ist und einem chemischen Angriff der genannten Faktoren widersteht.

Doelter zitiert einen Versuch, bei dem Muskowit (chemisch identisch mit Serizit) der Einwirkung von reinem und kohlensäurehaltigem Wasser ausgesetzt wurde. Bei diesem über lange Zeit hin ausgedehnten Angriff ist dabei nichts in Lösung gegangen, die Zusammensetzung blieb die gleiche; es hatte sich nur das Aussehen geändert; Glanz und Elastizität waren verlorengegangen.

---

[1] Herrn Prof. Dr. Kalk, Berlin, danke ich auch hier für die freundliche Beratung und den Hinweis auf die Literatur aus dem Bereich der physiologisch-chemischen Medizin, sowie die private Unterweisung über den Bau der Atmungsorgane.

Die starke Glimmerführung mancher im übrigen zu Quarz oder Ton aufgearbeiteter Sedimente zeigt gleichfalls an, daß der Muskowit und entsprechend auch der Serizit unter den gegebenen Bedingungen sehr stabil sind und nicht angegriffen werden.

Die physikalisch-chemischen Bedingungen in der Lunge unterscheiden sich von den physikalisch-chemisch-klimatischen Bedingungen im Boden dadurch, daß 1. die Temperatur wesentlich höher liegt (sie zeigt statt eines Jahresmittels von ungefähr 10° eine vollkommen gleichbleibende Temperatur von 36—37°). Diese Temperaturerhöhung bedeutet eine Erhöhung der Reaktionsgeschwindigkeit nach der Regel, daß jede Temperaturerhöhung um 10° eine Verdoppelung bis Verdreifachung der Reaktionsgeschwindigkeit mit sich bringt; gegenüber 10° ist sie also mindestens um mehr als vervierfacht. 2. Die zerstörenden Agenzien, die durch den CO_2-p-Druck gekennzeichnet sind, sind aber im Körper stärker, denn es liegen solche CO_2-p-Drucke vor, wie sie für Verwitterungsvorgänge anscheinend nur selten zur Verfügung stehen: 22 bzw. 65 mm Hg entsprechen p_H-Werten von 0,029 bzw. 0,085 (von 22 vom Verf. 1931 nach Romell zitierten p_H-Werten in Böden liegen 17 zum Teil wesentlich unter 0,029). Es darf also wohl geschlossen werden, daß die Einwirkung im Körper ein der Verwitterung an die Seite zu stellender Vorgang ist, der aber allem Anschein nach intensiver verlaufen kann, als es bei dieser geschieht.

Vom mineralogischen Standpunkt aus ist die Angreifbarkeit von silikatischen Mineralstaubteilchen in der Lunge also durchaus zu bejahen. Es wäre wünschenswert, künftige Untersuchungen auch danach einmal anzustellen, ob ein solcher Vorgang nachweisbar ist.

Ist aber eine Zerstörung von Alkali- und Erdalkaliführenden und leicht angreifbaren Mineralien als wahrscheinlich anzusehen, so muß ebenso auch eine Neubildung in den Bereich der Möglichkeit gestellt werden, und zwar eine Neubildung derjenigen Mineralien, die sich unter vergleichbaren Verwitterungsverhältnissen ebenfalls bilden können bzw. unter diesen stabil sind, das sind eben Hydrosilikate wie der Serizit.

Jones hat die Schädlichkeit des Serizits durch Identifizierung des Minerals in den Lungen sehr wahrscheinlich gemacht. (Ich möchte zwar in jedem Fall die Kennzeichnung der Mineralien noch durch eine Bestimmung der Brechungsexponenten ergänzt sehen.) Er hat Fälle gezeigt, in denen die Ursache der Erkrankung durch Einatmung des Serizits ohne weiteres einleuchtend ist, nämlich die Erkrankungsfälle in den englischen Steinkohlengruben mit Tonschiefern als Nebengestein (Serizit ist in den Tonschiefern als gesteinsaufbauendes Mineral stark verbreitet) und solche Fälle, in denen der Serizit erst durch Selektion bei der Stauberzeugung und Staubdesimentation angereichert wird. Ob dabei auch irgendwo vielleicht neugebildeter Serizit vorliegt, kann nicht entschieden werden.

Hier soll auf einen besonderen Fall hingewiesen werden, der die Schädlichkeit des Serizits deutlich zu zeigen scheint und bisher nicht beachtet wurde. Das ist der Silikosefall des Arbeiters Waldschmidt, der sich die Erkrankung bei dem Bau eines Wasserstollens für die Stadt Cronberg im Taunus zugezogen hat. Wir hatten diesen Fall bisher, von der allgemein gültigen Annahme der alleinigen Schädlichkeit des Quarzes ausgehend, den kleinen Quarzgängchen und Trümchen zugeschrieben, die das Gestein dort durchschwärmen. Es ist aber viel wahrscheinlicher, daß die Ursache in diesem Fall im Serizit zu suchen ist. Denn der Wasserstollen dort im Altkönig steht in sog. ,,Grünschiefern", und in diesen ,,Grünschiefern" spielt Serizit eine besonders große Rolle als gesteinsbildendes Mineral. Serizit ist in diesen Gesteinen von solcher Bedeutung, daß man auf diese Gesteine zurückgreifen müßte, wenn man Serizit zu Versuchszwecken braucht.

Dieser Fall sei also den Beispielen von Jones als deutscher Erkrankungsfall, der auf Serizit zurückgeht, hinzugefügt.

Es sei hier auf die Ausführungen von P. J. Beger (1934) hingewiesen, die mir erst nach der Bochumer Tagung bekannt geworden sind. Von der Asbestosis und von ganz anderen Voraussetzungen ausgehend, kommt Beger zu Schlußfolgerungen für die Entstehung der Silikose, die sich mit dem hier Erörterten durchaus in Übereinstimmung befinden. Die Schädigungsursache sieht er in der gelösten Kieselsäure. Mineralumbildungen und Neubildungen in der Lunge hält er durchaus für gegeben.

Beger stimmt Jones zu und stellt fest: ,,Grundsätzlich können ebenso wie die Quarzvarietäten alle Silikate schädigend wirken."

Die von Jones gezeigte Gegenüberstellung der Erkrankungen an den serizitführenden Quarzitkonglomeraten Transvaals und den serizit- und silikosefreien Kolargoldfeldern Indiens ist meines Erachtens nicht ohne weiteres und ohne weitere Gesteins- und Staubuntersuchungen etwa auf alle unsere Quarzite übertragbar. Ebensowenig können etwa alle unsere bisher als durch Quarz verursacht aufgefaßten Erkrankungsfälle umgedeutet werden (wie z. B. der Fall der quarzmehlabfüllenden Mädchen, für den nicht ausgeschlossen ist, daß in diesem Quarzmehl Serizit enthalten war). Auch dürfen die Quarzmehlproben, mit denen Tierversuche angestellt worden sind, nicht ohne weiteres als uneinheitlich und unrein bezeichnet werden. Es bleibt also die Schädlichkeit von Quarzstaub und auch von Staub von anderer freier (aber nicht Quarz-) Kieselsäure durchaus bestehen (z. B. Kieselkreide von Neuburg und Hornsteinstaub).

Als Beispiele für diejenige Anzahl von Fällen, die sicher als Erkrankungen infolge der Einatmung von

Quarzstaub auch weiterhin anzusehen sind, seien die von Lieb und Schadendorff (1933) beschriebenen der Arbeiter an steiermärkischen Gangquarzen genannt.

Dasselbe, was für Quarz und Kieselsäure ausgeführt worden ist, gilt auch für Glasstaub, aber in verstärktem Maß, denn Glas ist zum Teil wesentlich löslicher als Quarz.

Die in den keramischen Betrieben eingeatmeten Mineralstaubteilchen, die ja wohl meist die Mineralien der Rohprodukte sind (also Feldspat, Kaolin, Ton), dürften wohl von vornherein immer beträchtliche Serizitmengen führen. Denn sie sind häufig serizitisch umgewandelt und neigen auch zur weiteren Umwandlung in diesen, eine Umwandlung, die wie gezeigt, in der Lunge durchaus weitergehen kann.

Vom mineralogischen Standpunkt aus erscheint es naheliegend, auf Grund der Löslichkeitsverhältnisse des Quarzes und der Silikate zusammenfassend zur Erklärung der Silikoseerkrankungen die folgende Theorie aufzustellen: Die von der Medizin befürwortete chemische und mechanische Theorie bestehen beide zum Teil zu Recht. Beide Wirkungsarten gehen nebeneinander her. Der Körper sucht sich mit mechanischen und chemischen Mitteln der eingedrungenen Staubmengen zu erwehren. Dabei sind diejenigen Mineralien, die unter den gegebenen Bedingungen stabil, unangreifbar und womöglich sogar neubildbar sind, als mechanisch schädlich aufzufassen, während andererseits angreifbare und weniger oder mehr lösliche Mineralien auf chemischem Wege beseitigt werden und dabei chemisch wirksam und chemisch schädlich sein können. Die auffällige stärkere Schädlichkeit der freien mineralischen Säuren (Kieselsäure, Titansäure) und sauren Mineralien gegenüber den basischen scheint dahin erklärbar zu sein, daß zwischen den Alkalien des Blutes bzw. des Körpers und den in Lösung gehenden Anteilen der eingeatmeten Staubteilchen ein Gleichgewicht besteht, das im Falle der freien Säuren und sauren Mineralien zu übergroßem Alkaliverlust führt, während bei den eindringenden basischen Mineralien eine solche Schädigung nicht eintritt. Diese Alkaliführung wäre einmal sorgfältig zu prüfen.

Als Schlußfolgerung der Überlegungen bleibt zu sagen, was zur weiteren Aufklärung der Ursache der Erkrankung vom Standpunkt des Mineralogen aus zu tun bleibt. Das ist 1. eine genaue Erfassung aller Arbeitsplätze bzw. Betriebsarten, an denen es zu Silikoseerkrankungen gekommen ist. Vor allem müssen alle diejenigen Fälle erfaßt werden, die außerhalb der 2. Verordnung über die Ausdehnung der Unfallversicherung auf die Berufskrankheiten stehen. Für alle diese Fälle sind die Mineralien zu ermitteln, die im Werkstoff enthalten sind und ebenso die Mineralien im Staub dieser Arbeitsplätze. 2. Es sind weitere genaue chemische und vor allem mineralogische Untersuchungen von Silikotikerlungen auszuführen. 3. Es sind Tierversuche mit mineralogisch gesicherten Staubproben auszuführen.

IV. Zusammenfassung.

Auf Grund einer Gegenüberstellung derjenigen Mineralien, die in silikosegefährdeten Betrieben von Wichtigkeit sind und der in Silikotikerlungen wiedererkannten, wird festgestellt, daß es sich außer freien, mineralischen Säuren vorwiegend um mineralogisch saure Mineralien handelt, die Silikosen hervorrufen können. — Eine Diskussion der Löslichkeitsverhältnisse der Mineralien zeigt, daß Lösungen, Zersetzungen und Neubildungen, vor allem die Bildung von Hydrosilikaten wie Serizit in den Atmungsorganen eintreten können.

Literatur: P. J. Beger, Über den Schädigungsfaktor bei Asbestosis und Silicosis. Med. Klin. 1934. — Erich Beintker, Asbestosis der Lungen. Arch. Gewerbepath. 2, 345ff. (1931). — Böhme u. Kraut, Über den SiO_2-Gehalt des Blutes von Staublungenkranken. Arb.physiol. 5, 269ff. (1932). — Dölter, Handbuch der Mineralchemie 1 (1912); 2 I (1914); 2 II (1917). — Gerstel, Vergleichende Untersuchungen an Staublungen. I. Arch. Gewerbepath. 5, 249ff. (1934). — Grünhut in Königs Handbuch, Chemie der menschlichen Nahrungs- und Genußmittel. 4. Aufl. 3, 699. — Gudjonsson u. Jacobson, A fatal case of silicosis. J. ind. Hyg. 34, 166ff. (1934). — International Labour Office: Silicosis, records of the international conference held at Johannisburg 1930. — William R. Jones, Silicotic lung: the minerals they contain. J. of Hyg. 33 (1933) — Silicosis. J. chem. met. Mining Soc. S. Africa 34 (1933)— Silicosis. Inst. of Mining a. Metallurgy, 43. Session 1933/34. — Klockmann, Lehrbuch der Mineralogie. — Kraut, Über die Blutkieselsäure der Staublungekranken. Forsch. u. Fortschr. 1934, 282. — L. Lichtwitz, Klinische Chemie. Berlin 1930. — Lieb u. Schadendorff, Über den Kieselsäuregehalt von Staublungen bei Quarzarbeitern in Steiermark. Arch. Gewerbepath. 4, 576ff. (1933). — Lochtkemper u. Teleky, Studien über Staublunge I—V. Arch. Gewerbepath. 3 (1932). — Julius Pia, Die Theorie über die Löslichkeit des kohlensauren Kalkes. Mitt. Geol. Ges. Wien 25 (1932). — Policard, The action of mica dust on pulmonary tissue. J. ind. Hyg. 16, 160ff. (1934). — Reichsgesetzbl. 1 (1929). — Rosenbusch-Wülfing, Mikroskopische Physiographie der Mineralien und Gesteine, 5. Aufl. Stuttgart 1924. — Schade, Physiologische Chemie in der inneren Medizin. — Scheid, Über die Methodik der Darstellung und Bestimmung des in pneumokoniotischen Geweben abgelagerten Staubes. Beitr. path. Anat. 89, 93 (1932). — Tschermak-Becke, Lehrbuch der Mineralogie. Wien u. Leipzig. — Udluft, Hans Silikose als unfallversicherte Berufskrankheit. Z. prakt. Geol. 1933.— Silikose in der 2. Verordnung über die Ausdehnung der Unfallversicherung auf die Berufskrankheiten. Dtsch. med. Wschr. 1933, 968ff. — Ein neuer Beitrag zum Dolomitproblem. Z. d. dtsch. geol. Ges. 83, 1ff. (1931). — Wätjen, v. Wolff u. Jäger, Zur Kenntnis der Mansfelder Staublunge mit chem. und phasenanalytischer Untersuchung des Staubes. Arch. Gewerbepath. 2, 688ff. (1931).

Ätiologie der Silikose.

Von Dr. **W. Jones**, Geolog. Abteilung der Kgl. Bergwerksschule South Kensington London S. W. I.

Nach einem Vortrag am 8. November 1934 in Bochum.

Durch gewisse chemische Verfahren gelingt es, in silikotischen Lungen das Gewebe und die organischen Salze zu zerstören, so daß die mineralischen Bestandteile zurückbleiben und mit dem petrographischen Mikroskop untersucht werden können.

Die mineralischen Rückstände von 49 so behandelten silikotischen Lungen von Arbeitern, die in verschiedenen Ländern und Gewerbezweigen tätig waren, ließen erkennen, daß den Hauptbestandteil dieser Rückstände nicht Quarz oder irgendeine Form der freien Kieselsäure ausmachen, sondern Sericitfasern, ein sekundärer weißer Glimmer, der ein wasserhaltiges Kaliumaluminiumsilikat ist (Abb. 1, Abb. 2). Diese Feststellung wurde sowohl durch Untersuchungen mit dem petrographischen Mikroskop, wie durch chemische Analysen der mineralischen Rückstände bestätigt.

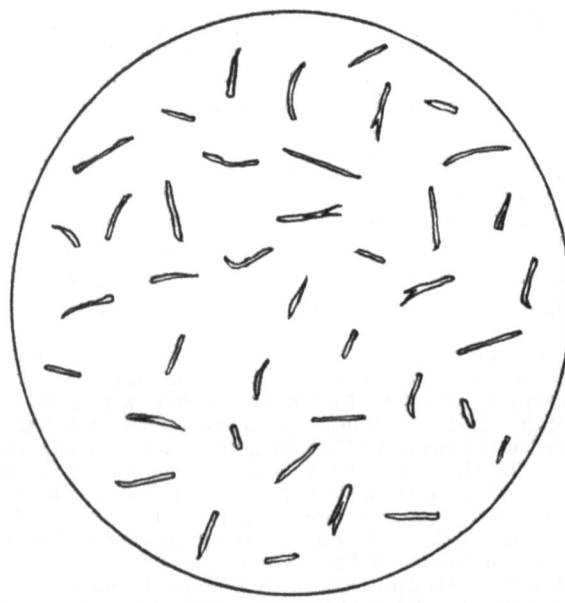

Abb. 1. Sericitfasern aus den Rückständen verschiedener silikotischer Lungen. ($^1/_{12}$ Ölimmersion.) Die längsten Fasern sind 5 Mikron lang, der größte Teil ist kürzer als 2 Mikron.

Mikroskopische Schnittpräparate von silikotischen Lungen von englischen Kohlengruben- und südafrikanischen Goldgrubenarbeitern zeigen zahlreiche Sericitfasern in den Lungenschnitten (Abb. 3 a und b). Es wurden weiter mikroskopische Präparate der mineralischen Rückstände silikotischer Lungen von deutschen und englischen Kohlengrubenarbeitern, südafrikanischen Goldgrubenarbeitern, englischen Arbeitern der keramischen Industrie, Steinmetzen und anderen demonstriert (Abb. 4 a und b).

Diese Sericitfasern sind in dem Gestein und dem Material enthalten, das von den an Silikose verstorbenen Personen bearbeitet wurde. Sie kommen in dem Gestein und in dem keramischen Ton in Form kleiner Fasern und Schuppen von derselben Größe, wie sie in den silikotischen Lungen und deren mineralischem Rückstand enthalten sind, vor. Die Abb. 5—10 zeigen mikroskopische Präparate solchen Gesteins, das gefährlichen Staub bildet, und Präparate von Gestein, das freie Kieselsäure enthält, das aber lange Zeit bearbeitet wurde, ohne daß irgendeine Erkrankung an Silikose aufgetreten war.

Wenn sericithaltige Steine gebrochen werden, gehen die Sericitfasern, die im Muttergestein nur lose zusammengehalten werden, in die Luft über und verbleiben infolge ihrer geringen Größe und Form während mehrerer Stunden in Schwebe (Abb. 11). Der feinste Staub solchen Gesteins besteht deshalb zum größten Teil aus Sericit und nicht aus Quarz, obgleich das Muttergestein vielleicht nur einen geringen Sericit- und einen hohen Quarzgehalt aufweist.

Das Ergebnis neuerer Untersuchungen am Gestein der südwalesischen Kohlenbergwerke, in denen 385 Silikosefälle in den letzten $2^1/_2$ Jahren beobachtet wurden, und am Gestein der südafrikanischen Goldbergwerke, in denen die Entschädigung für Silikose im Jahre 1932 allein die hohe Summe von 1 200 000 Pfund betrug, wurde im mikroskopischen Präparat und im Diapositiv gezeigt.

Der Vortragende zieht daraus nicht die Folgerung, daß die Ursache der Silikose nicht Quarz oder eine andere Form freier Kieselsäure sein könne; diese geht vielmehr dahin, daß Silikate ebenfalls

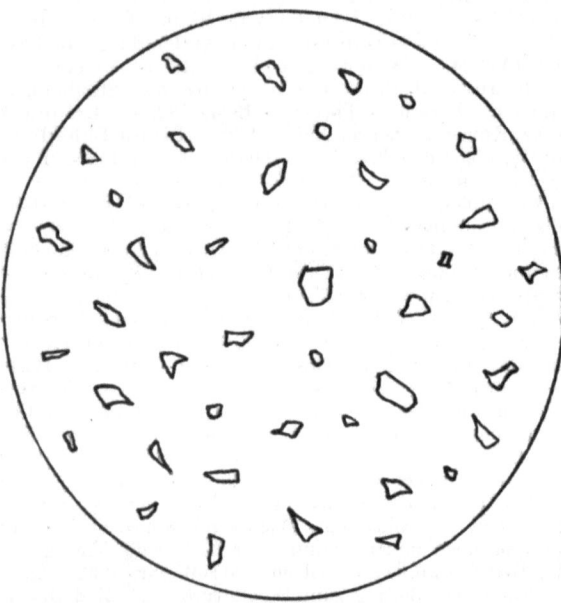

Abb. 2. Zeichnung, die die grobkörnigen Quarzteilchen zeigt, die aus den Rückständen verschiedener silikotischer Lungen gewonnen sind. Die größten Teilchen sind 5—10 Mikron im Durchmesser.

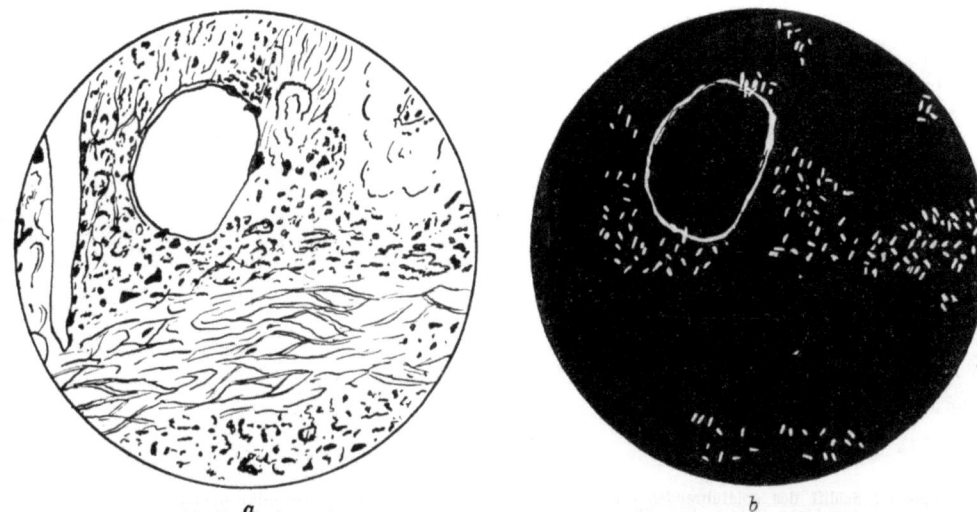

Abb. 3. Zeichnung eines mikroskopischen Schnitts durch die Lungenwurzel eines Kohlenbergmanns. Ganz links ist ein Teil des Bronchialknorpels zu sehen. a) Bei gewöhnlicher Beleuchtung. b) In polarisiertem Licht, um die Verteilung der Sericitfasern zu zeigen. Die ovale Umrißlinie ist zur besseren Orientierung eingesetzt. Die Größe der Fasern (aber nicht ihre Zahl) ist zur besseren Verdeutlichung übertrieben. Die Mehrzahl der Fasern ist 0,5—1,5 Mikron lang.

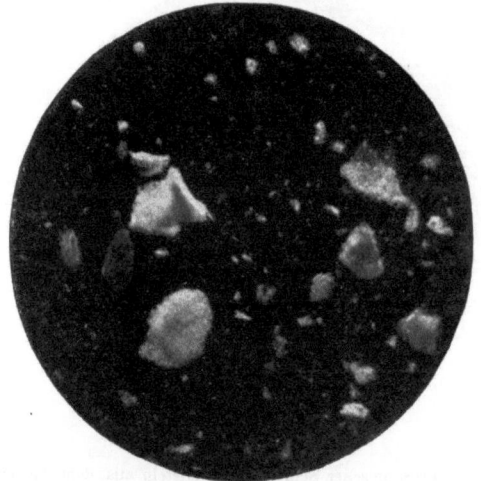

Abb. 4a. Mineralteilchen aus den Rückständen einer silikotischen Kohlenbergmannslunge in polarisiertem Licht. 30fache Vergrößerung.

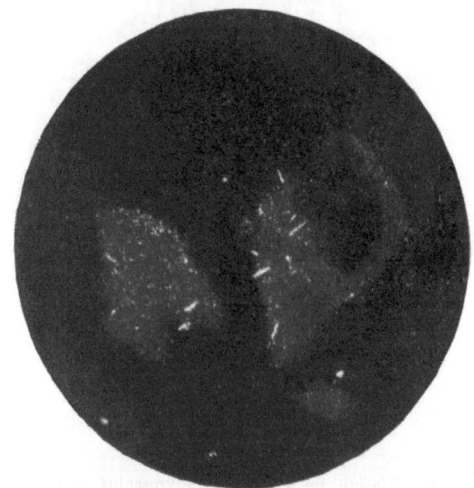

Abb. 4b. Zwei kleine Mineralteilchen der Rückstände der Abb. 4a bei stärkerer Vergrößerung (500fach) in polarisiertem Licht, um die Form der längsten Sericitfasern zu zeigen. Der größte Teil der Lichtpunkte sind Fasern außerhalb der Bildebene.

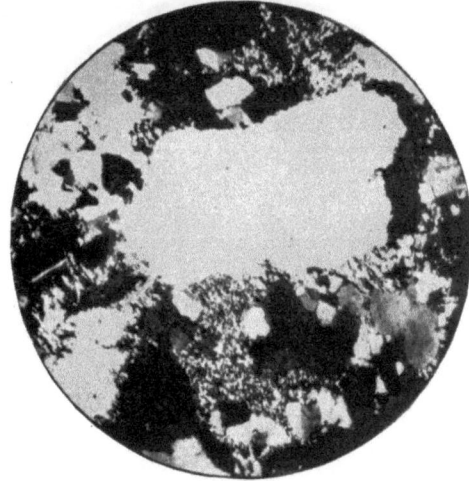

Abb. 5a. Mikroskopischer Schliff des „Banket", des goldhaltigen Gesteins, welches bei Witwatersrand (Südafrika) bearbeitet wird. (In polarisiertem Licht 30fache Vergrößerung.) Die nadelförmigen Sericitbestandteile liegen in der Gangart zwischen dem Quarzkiesel und den Quarzkörnern.

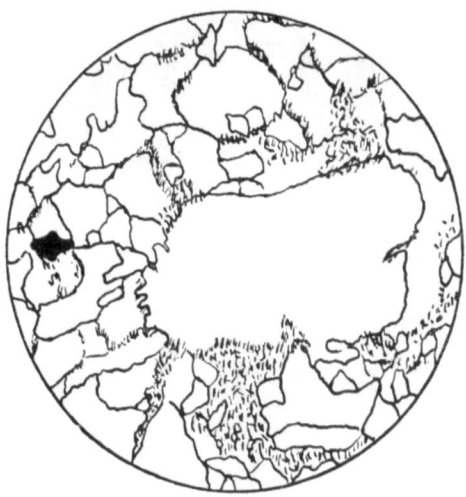

Abb. 5b. Zeichnung des mikroskopischen Schliffs vom Südafrikanischen „Banket" (Sandsteinbank), den die Abb. 5a der Mikroaufnahme zeigt. Die hellen Felder sind Quarz, die nadelförmigen Fasern sind meistens Sericit. Die schwarze Stelle ist Pyrit.

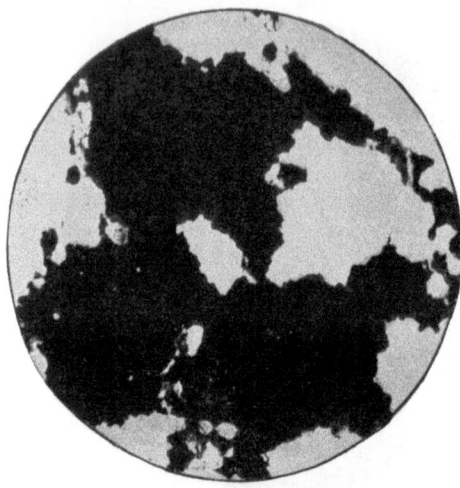
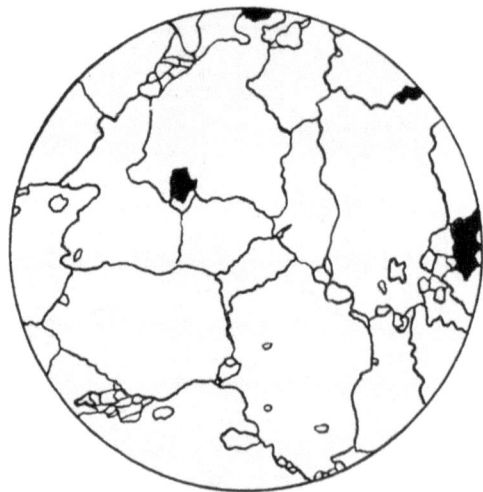

Abb. 6a. Mikroskopischer Schliff des goldführenden Quarzes von Kolar (Indien). (In polarisiertem Licht, 30 fache Vergrößerung.) Sericitfasern zwischen den Quarzkörnern fehlen.

Abb. 6b. Zeichnung des mikroskopischen Schliffs des goldhaltigen Quarzes von Kolar (Indien), den die Abb. 6a als Mikroaufnahme zeigt. Die hellen Felder sind Quarz, die schwarzen Flächen Pyrit. Es liegen keine Sericitfasern zwischen den Quarzteilen.

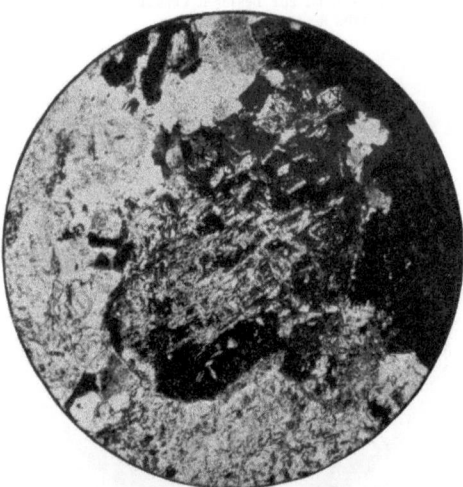
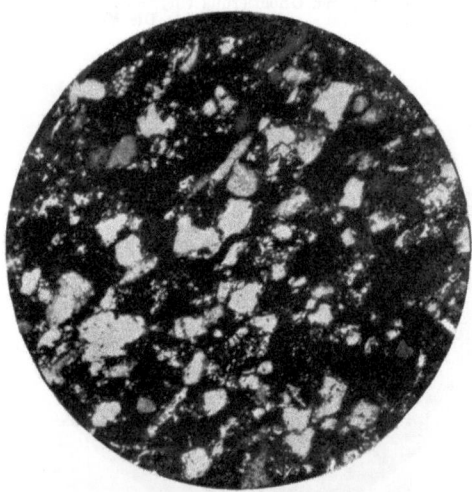

Abb. 7. Sericitfasern im Feldspat. (Mikroschliff in polarisiertem Licht, 50 fache Vergrößerung.) Der sehr breite, dunkle Krystall in der Mitte des Gesichtsfeldes ist Feldspat. Die feinen Faserbestandteile im Feldspatkrystall sind Sericit.

Abb. 8. Mikroskopischer Schliff von Sandstein aus dem Anthrazitkohlenbezirk von Südwales, in welchem viele Silikoseerkrankungen beobachtet werden. (In polarisiertem Licht, 30 fache Vergrößerung.) Die hellen und dunklen Felder sind Quarz. Zahlreiche Sericitablagerungen liegen zwischen den Quarzkörnern.

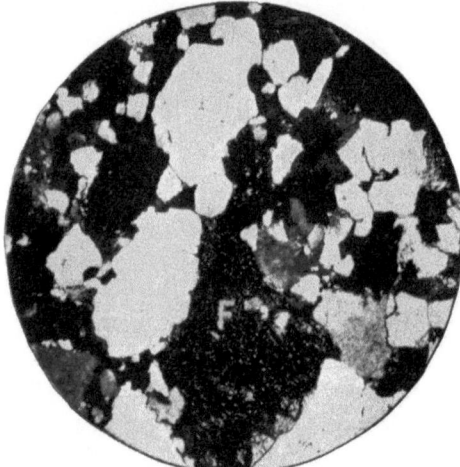
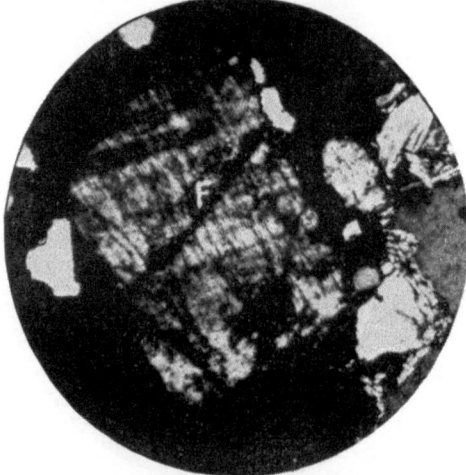

Abb. 9. Mikroskopischer Schliff von Sandstein einer schottischen Kohlengrube. (In polarisiertem Licht, 50 fache Vergrößerung.) Die hellen und dunklen Felder sind Quarz. Der mit „F" bezeichnete Krystall ist Feldspat, welcher kein Sericit enthält.

Abb. 10. Mikroskopischer Schliff von Sandstein einer schottischen Kohlengrube der Abb. 9 in stärkerer Vergrößerung. Die hellen und dunklen Felder sind Quarz; der große mit „F" gekennzeichnete Krystall ist Feldspat, der feingespaltet und frei von Sericit ist.

Silikose hervorrufen und daß, weil solche Silikate, insbesondere Sericit, schon in dem unbearbeiteten Gestein in geringen Teilchengrößen, die ihr Eindringen bis in die Lungenalveolen gestatten, vorkommen, ihre Anwesenheit in dem Gestein für die Entstehung der Silikose von größerer Bedeutung ist als die von Quarz oder einer anderen Form freier Kieselsäure.

G. Gerstel vom Pathologischen Institut Bonn gibt in einer letzthin veröffentlichten Arbeit an, daß in den von ihm untersuchten Lungen nicht Quarz, sondern Sericit den Hauptbestandteil an mineralischen Substanzen darstellte.

Professor Policard vom Histologischen Institut der Universität Lyon schrieb auf Grund von Tierversuchen: Die erhaltenen Ergebnisse sprechen zu-

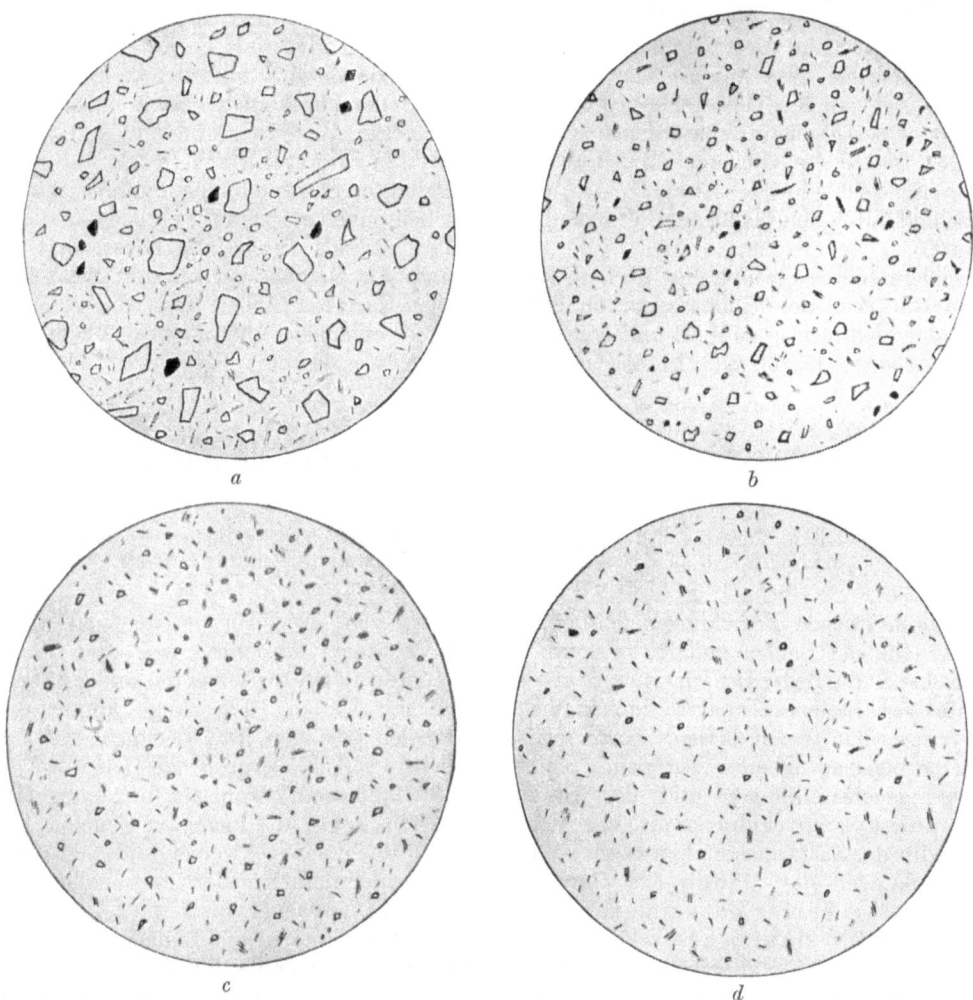

Abb. 11. Die Bedeutung des Verhältnisses der Sericitfasern zu den Quarzteilchen in verschiedenen Zeiten nach der Sprengung. Die Sericitfasern sind nadelförmig, die Quarzteilchen kompakt und unregelmäßig. Der Staub wurde auf Glasplatten, die mit Kanadabalsam bestrichen waren, in einer der Goldminen von Witwatersrand (Südafrika) aufgefangen. a) Etwa 15 Min., b) etwa 1 Std., c) etwa 2½ Std., d) etwa 3 Std. nach der Sprengung.

Die Ergebnisse der letzten Forschungsarbeiten über Silikose lassen sich kurz zusammenfassen:

Dr. Gudjonsson und Dr. C. J. Jacobson in Kopenhagen beschreiben im Juni 1934 im Journal of Hygiene eine tödlich verlaufene Silikose eines Drehers in einer dänischen Töpferei. Die Untersuchung der Lungen dieses Mannes zeigte dieselben ausgefüllt mit Sericit- oder Kaolinnadeln. Die Verfasser glauben, daß diese Nadeln die wahre Ursache der Lungenfibrose sind und daß sie daher die Angaben von Jones über die Beteiligung von fasrigen Mineralien an der Silikose der Lungen bestätigen können.

gunsten der Sericittheorie von Jones und zeigen, wie unsicher und umstoßbar die pathogenetische Grundlage unserer heutigen Anschauungen über die Lungensilikose ist.

Dr. C. S. Hurlbut, Petrologe an der Harvard Universität, und D. S. Beyer, technischer Leiter der Liberty Mutual Insurance Co., führten jüngst eine wertvolle Untersuchung durch. Es war bekannt, daß in manchen Gießereien der Vereinigten Staaten, in denen Formsand benutzt wurde, Silikose häufig war, während in anderen Gießereien, in denen ebenfalls Formsand verwendet wurde, keine Silikose vorgekommen war, obwohl die Gießereien in ähnlicher Weise das Handformen, Gießen und Entnehmen des Gusses durchführten. Für diese Untersuchungen besonders geeignet erwiesen sich zwei in derselben Stadt nahe beieinander gelegene Gießereien. In der einen waren über 20 Todesfälle und Ansprüche wegen Arbeitsunfähigkeit infolge Silikose während der letzten Jahre bekannt geworden. In der anderen waren während desselben Zeitraums keinerlei Ansprüche wegen Silikose gestellt worden. Ein Auszug aus dieser Arbeit besagt:

Eine Untersuchung des Staubes von zwei in gleicher Weise arbeitenden Gießereien zeigte, daß in der einen der Sericitgehalt außerordentlich hoch war, während die andere Gießerei nur Staub mit niedrigem Sericitgehalt hatte. Es ergab sich, daß der Unterschied durch den benutzten Formsand zu erklären war.

In der Gießerei, deren Staub hohen Sericitgehalt aufwies, war die Zahl der Silikoseansprüche sehr hoch, trotz der niedrigen Staubzahl und trotz der günstigeren Arbeitsbedingungen. In der anderen Gießerei mit niedrigem Sericitgehalt des Staubes wurden keine Klagen über Silikose laut. Die Befunde stehen in dieser Hinsicht im Einklang mit denen von Jones.

Diese Verfasser fanden auch im Versuch in der Staubkammer der Harvard-Schule für öffentliches Gesundheitswesen bei Staub, der Sericit und Quarz enthielt, daß nach 75 Minuten der Sedimentierung in ruhender Luft etwa 100% des noch in Schwebe befindlichen Materials Sericit waren.

Der Vorzug wird nun solchem Sand gegeben, der wenig oder gar keinen Sericit enthält.

Professor Kettle in England und Professor Policard in Frankreich und Dr. R. R. Sayers in den Vereinigten Staaten haben nun mit Silikaten Folgeerscheinungen am Gewebe erzielen können, die man früher nur als durch freie Kieselsäure verursacht ansah. Dr. Sayers stellt in der Diskussion zu Professor Kettles Arbeit fest, daß einige Silikate Fibrose erzeugen, und zwar als ebenso rasche Reaktion wie sie reine Kieselsäure bewirkt.

Die wissenschaftlichen Grundlagen der quantitativen und qualitativen Steinstaubanalyse.

Von Prof. Dr. **K. W. Jötten**, Direktor des Hygienischen Instituts und der Staatlichen Forschungsabteilung für Gewerbehygiene an der Westf. Wilhelms-Universität in Münster i. Westf.

Die wissenschaftlichen Forschungen der letzten Jahrzehnte nach den Ursachen und der Vermeidung der Silicosis haben die Bedeutung der quantitativen und qualitativen Steinstaubanalyse immer mehr in den Vordergrund treten lassen. Und ebenso hatten meine eigenen Arbeiten auf dem Gebiete der Staublungenerkrankungen und der Staublungentuberkulose es mir eindrücklichst vor Augen geführt, daß für das Zustandekommen dieser beiden Lungenerkrankungen die Menge des Gewerbestaubes und die Art seiner Zusammensetzung sowohl nach der physikalischen wie nach der chemischen Seite hin von allergrößter Bedeutung sind. Dieses gilt aber besonders für die gewerblichen Gesteinstaube, nach deren Einatmung es nur zu leicht und zu oft zum Auftreten einer Silicosis oder Silicotuberculosis kommen kann. Zunächst spielt also die Menge des Steinstaubes eine große Rolle, da es feststeht, daß die Intensität der Staubentwicklung parallel geht mit der Häufigkeit des Auftretens von Staublunge und Staublungentuberkulose. Umgekehrt hat man aber nach Einführung guter Staubabsaugevorrichtungen und der dadurch bedingten Abnahme der Staubmengen in den Betrieben, z. B. der Goldminenbergwerke am Weißwasserrandfluß, auch ein Zurückgehen derartiger Lungenerkrankungen feststellen können.

Daneben spielt dann noch der Gehalt dieses Staubes an verschiedenen Größenteilchen eine große Rolle, da nicht alle Staubpartikelchen bis tief in das Lungengewebe hineingelangen, sondern nur solche, die eine bestimmte Teilchengröße nicht übersteigen. Die Hauptbedeutung kommt nach den heutigen Ansichten wohl den Staubteilchen zu, deren Länge zwischen $5\,\mu$ und $0{,}25\,\mu$ schwankt. Teilchen bis zu $10\,\mu$ Länge können bis in die Alveolen gelangen, was den größeren nicht möglich sein soll. Diese großen Teilchen wie die kleinen unter $0{,}25\,\mu$ sind wohl als lungenungefährlich anzusehen, zumal die kleinsten Teilchen in der Luft der Bronchiolen schweben und sich erst spät auf die Schleimhaut niederlassen sollen. Von dort sollen sie entweder rasch entfernt werden, oder nach Aufnahme in die Lungen nicht schaden, da sie nicht eckig und spitz, sondern rund sind.

Die Bestimmung der in der Luft vorhandenen Staubmenge und der im Staube enthaltenen Größenteilchen ist deshalb von großem Interesse, aber keineswegs so leicht, wie man das eigentlich annehmen sollte. Es ist daher gar kein Wunder, daß in der letzten Zeit sehr viele Apparate und Meßinstrumente von den verschiedensten Seiten in den verschiedensten Ländern angegeben sind, die diese zwei Eigenschaften des Staubes ermitteln sollen, und zwar durch Absetzenlassen, Zählen nach Kondensation und Aufschleuderung, durch Filtrieren, Waschen und elektrische Fällung. Wer sich eingehender damit beschäftigen will, dem empfehle ich die Heymannsche Zusammenstellung „Die Verfahren zur quantitativen Bestimmung des Staubes in der Atemluft" (Zbl. Hyg. 24, H. 1/2).

Die größte Verwendung finden die verschiedensten Filtrationsmethoden. Die für diese Untersuchungsart angegebenen Apparate ermöglichen zwar eine gute Abfilterung und Wägung des Staubes; die Staubwerte sind aber nicht untereinander vergleichbar, da die Aspirationskraft verschieden groß ist und diese selbst bei Gebrauch ein und desselben Apparates bei mehreren Messungen nicht gleich zu sein braucht, je nachdem, ob man schnell oder langsam die Luft durchsaugt, ob man enge oder weite Ansaugungsröhrchen, eng- oder weitmaschige Filter benutzt. Infolgedessen können mit derartigen Apparaten keine vergleichbaren Staubmengenziffern erzielt werden. Wenn man hier weiterkommen will, ist es nötig, um vergleichbare Ergebnisse zu bekommen, stets dieselbe Standardapparatur mit gleicher Filtergröße, Filterart und stets gleichbleibender Aspirationskraft zu benutzen.

Von diesen Gesichtspunkten ausgehend, habe ich mit Fr. Sartorius und H. P. Grube die Konstruktion einer derartigen Standardapparatur versucht. Um uns vom elektrischen Strom mit seinen verschiedenen Voltzahlen und Stromarten, von Handantrieb, von unregelmäßig arbeitenden Handluftpumpen freizumachen, haben wir eine gewöhnliche Wasserstrahlpumpe als Aspirator gewählt, die an Stelle von Wasser mit komprimierter Luft betrieben wird. Vermittels Vorschaltung bestimmter Reduzierventile und eines Vakuummeters ist es möglich, durch die Wasserstrahlluftpumpe eine Aspiration auszuüben, die innerhalb einer bestimmten Zeiteinheit immer dieselbe Menge Luft durch eine vorgelegte Filtersonde mit eingeklemmter Filtrierpapierscheibe saugt. Auf diesem Filtrierpapier wird der Luftstaub zurückgehalten, dessen Menge sich durch vor- und nachherige Wägung genau bestimmen läßt.

Zur Inbetriebnahme des Apparates ist der Anschluß an eine Preßluft enthaltende Stahlflasche von 150 atü erforderlich mit zwischengeschaltetem Reduzierventil, das nach Öffnen des Stahlflaschenventils auf 7 atü eingestellt wird. Man läßt nun aus dem Reduzierventil soviel komprimierte Luft austreten, daß sich das an der Strahlpumpe befindliche Vakuometer auf 20 Strich einstellt. Öffnet man nun den Hahn, der sich an der Filtervorrichtung befindet, so werden in der Minute durchschnittlich etwa 20 Liter Luft durch die Filterscheibe hindurchgesogen (s. Jötten und Sartorius). Vor Ort mußte dieser Ansaugedruck durch die dort vorhandene Preßluftleitung ersetzt werden. Die Drücke der Preßluftleitung schwanken aber zwischen 4 und 7 atü, wenn ein Bohrhammer oder mehrere in Betrieb sind usw. Dieser Umstand bewies uns, daß das angesaugte Volumen vor Ort nicht immer konstant sein konnte, und die Bestimmung so größere Fehlerquellen in sich bergen mußte.

Um für alle Verhältnisse sicherzugehen, ließen wir uns auf Grund von Überlegungen mit den Herren Bergassessoren Leidenroth und Ziervogel eine Strahlpumpe mit einem Einstrahlflügelradmesser von der Fa. Georg Rosenmüller in Dresden kommen. Diese Strahlpumpe ist speziell für Luft gebaut und hat einen besseren Wirkungsgrad als die früher von uns verwandte Wasserstrahlpumpe, so daß wir auf 3 atü reduzieren und trotzdem das gewünschte Luftvolumen ansaugen konnten. Der Einstrahlflügelradmesser ist in die Saugleitung eingebaut, so daß wir jetzt erstens die Druckschwankungen in der Leitung vor Ort ausscheiden und zweitens das Ansaugvolumen durch Ablesung messen können. Dadurch wurde also eine Verbesserung der Meßgenauigkeit erzielt.

Außerdem ist mit der Apparatur ein empfindliches Vakuummeter verbunden, das von der

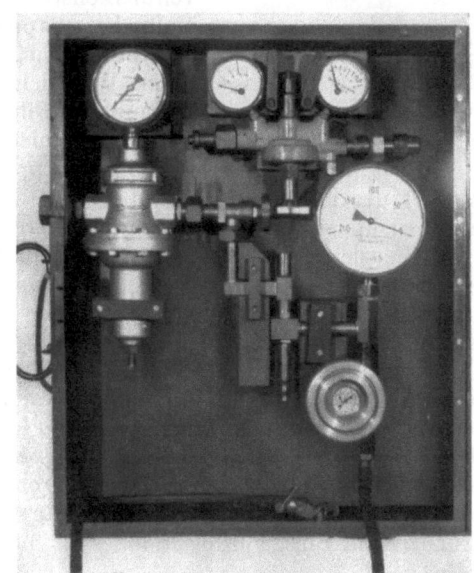

Abb. 1.

Firma Dreyer, Rosenkranz und Droop (Hannover) geliefert wurde. Es zeigt den Unterdruck der Strahlpumpe in mm Hg-S. an. Schließlich wurde dann noch zwischen Strahlpumpe und Zechen-Druckluftleitung ein Reduzierventil (Dreyer, Rosenkranz und Droop) von 0—5 atü zwischengeschaltet und dieses auf 3 atü eingestellt, so daß selbst kleinste Druckluftschwankungen, die in der Druckluftleitung unter Tage entstehen konnten, vermieden wurden. Bei Versuchen über Tage wird diese Anordnung auch verwandt, indem diese gesamte Entnahmeapparatur an die Stahlflasche mit dem früher empfohlenen Reduzierventil (auf 7 atü eingestellt) angeschraubt wird. So dürften die Bedingungen für eine genaue Ablese- und Meßvorrichtung gegeben sein. Abb. 1 bringt die gebrauchsfertige Apparatur mitsamt des 2. Reduzierventils (oben rechts) der Firma Rosenmüller (Dresden).

Stellt man über Tage oder vor Ort die Apparatur auf 150 mm Hg-S. und 3 atü Reduzierventil ein und schaltet eine Filterpatrone (mit Filterpapier der Firma Schleicher & Schüll Nr. 590) in beson-

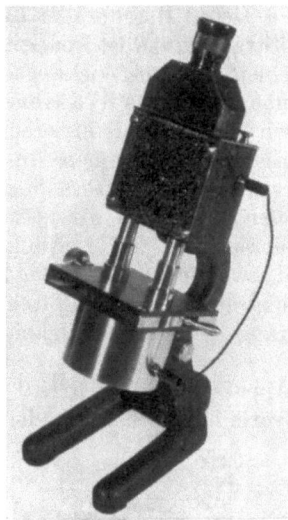

Abb. 2.

derer Filtersonde ein, so werden in 1 Minute 20 Liter Luft durchgesogen. Diese durchgesogene Luftmenge vermindert sich, je mehr Staub in der Luft ist. Es ließ sich hierbei eine Gesetzmäßigkeit feststellen und daraus wieder eine Staubskala ableiten (s. Jötten und Grube S. 68). Außerdem war es mit einem von uns konstruierten Halbschattenapparat (s. Abb. 2) möglich, durch Vergleich der bestaubten Filtrierpapierscheiben mit einer auf photographischem Wege hergestellten Vergleichsskala eine approximative Staubschätzung durchzuführen. Diese beiden Gesichtshälften können durch Verschieben der Vergleichsskala auf gleiche Helligkeit eingestellt werden (s. Jötten und Sartorius). Wie wir in vielen von uns angestellten Versuchen feststellen konnten, wird man zwar nicht genaue, aber in der Praxis doch verwertbare approximative Staubwerte bekommen können, die zur raschen Auffindung eines zu hohen Staubgehaltes in Arbeitsräumen unter Umständen ausreichend sein dürften, zumal sie durch die gleichzeitig festzustellende Luftdurchgangsverminderung am Einstrahlflügelradmesser und die

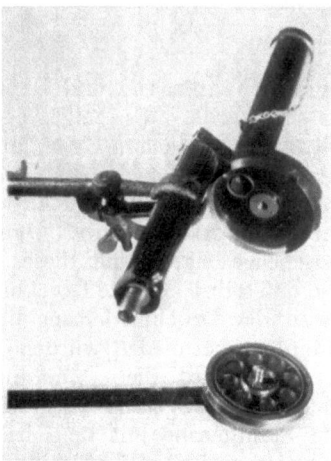

Abb. 3.

nachfolgende Filtrierpapierwägung kontrolliert werden können (Herstellerfirma Leitz [Wetzlar]).

Mit der Entnahmeapparatur läßt sich nun nach Auswechseln des Filtrierkörpers mit einem besonderen Kondensations- und Aufschleuderungsinstrument (s. Abb. 3) auch eine Auszählung und Längenbestimmung der einzelnen Staubteilchen zur Durchführung bringen.

Diese Staubteilchenauszählung und Größenbestimmung wird vor allem in außerdeutschen Staaten angewandt, und dafür sind in letzter Zeit zwei besondere Apparate konstruiert worden, das Konimeter bzw. Zirkularkonimeter von Kotzé bzw. Zeiss, Jena, und der Staubzähler von Owens. Gegen beide Apparate ist einzuwenden, daß viel zu geringe Staubmengen, besonders bei geringer Staubdichte, angesaugt werden, außerdem eine Gleichmäßigkeit der Luftdurchsaugung nicht garantiert wird und dazu noch durch viel zu feine Öffnungen erfolgt, die wie praktische Versuche im Ruhrbergbau ergeben haben, sehr leicht zu Verstopfungen der Zuführungsöffnungen führen können. Außerdem besteht bei dem Owens noch die Gefahr, daß durch den Rückstoß des Pumpenstempels Staubteilchen wieder von den Glasplättchen abgeblasen werden können. Bei dem Konimeter von Zeiss, Jena, das wir auch in eigenen Versuchen ausprobiert haben, stört erstens einmal die Schwere des Instruments bei längerer Auszählungszeit,

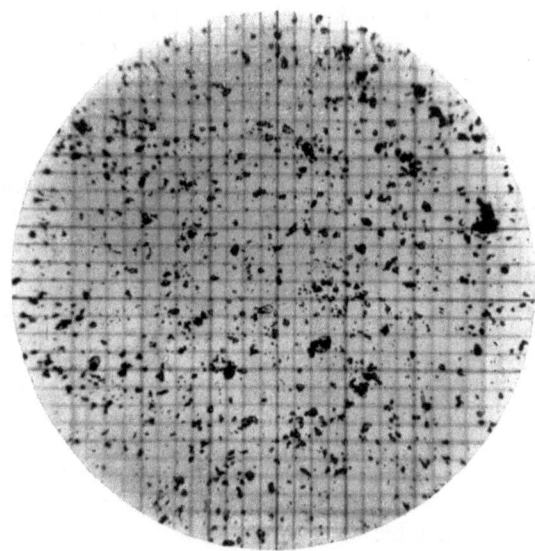

Abb. 4.

dann die zu niedrige Vergrößerung des optischen Systems, und schließlich stört die Verklumpung der Staubteilchen, besonders in feuchter Luft die Auszählungsmöglichkeit. Trotzdem liegt beiden Apparaten aber ein durchaus richtiges Prinzip zugrunde, dessen wir uns auch bei unserem neuen Kondensations- und Aufschleuderungsinstrument bedient haben.

Es besteht zunächst genau wie bei Owens aus einer zylinderförmigen Röhre, die im Innern ebenfalls mit angefeuchtetem Filtrierpapier ausgekleidet wird. Durch diese Röhre wird nun die Staubluft hindurchgesogen, wodurch infolge der Auskleidung mit dem feuchten Papier eine Kondensation der Feuchtigkeit um die Staubpartikelchen stattfindet, und der Staub wird dann durch eine Venturi-Öffnung auf eine Glasplatte geschleudert und die auf diese Weise vom Staub befreite Luft durch eine dahinter befindliche Metallröhre abgesogen. Die Glasplatte liegt auf einer in der Mitte des Instruments befindlichen Drehscheibe mit acht kreisrunden Öffnungen (s. Abb. 3), die der Bestaubungsstelle entsprechen und vermittels Schnappverschluß nacheinander unter den Venturi-Doppelkegeltrichter und nach der Bestaubung unters

Mikroskop zur Staubkörnchenauszählung resp. Größenbestimmung gebracht werden können. Diese Bestimmungen erfolgen am besten mit dem von uns empfohlenen und bei Zeiss hergestellten Ocularnetzmikrometer bei direkter künstlicher Beleuchtung (s. Abb. 4) oder mit Seitenbeleuchtung mit dem Univertor (Fa. Busch), oder mit dem Mikropolychromar (Fa. Zeiss).

Diese Staubaufschleuderungsapparatur haben wir nun in der letzten Zeit noch weiter ausgebaut zu einer solchen, die eine längerdauernde Feststellung der in einer Gewerbeluft vorhandenen Staubmenge und ihrer Schwankungen ermöglicht. Eine kurzfristige Zufallsbestimmung, wie z. B. mit dem Konimeter oder dem Owensschen Dust Counter, wird so unmöglich gemacht.

Wie die Abb. 5 deutlich erkennen läßt, handelt es sich zunächst wieder um das mit feuchtem Filtrierpapier ausgekleidete Luftaufnahmerohr und angeschlossenem Venturiansatz (s. Abb. 6), das in ein rundes Gehäuse führt, das im Innern eine Metallplatte mit Glaskreiseinlage beherbergt, die ihrerseits auf einem trommelförmigen Uhrwerk ruht, das sich in der Stunde einmal um seine Achse dreht. Am oberen Rande des Metallgehäuses befindet sich ein Abzugsloch, das in das Abzugsrohr führt, welches vermittels einer Schlauchverbindung an unseren Luftstrahlpumpenabsaugeapparat angeschlossen wird.

Die Glaskreisscheibe rotiert nun direkt unter der Venturiöffnung, aus der aus der angesogenen Gewerbeluft der Staub eine Stunde lang (bei einem Vakuum von 3 atü und einem Manometerstand 20 mm-Hg-S.) auf die Glasscheibe geschleudert wird und größtenteils dort auch haften bleibt. Die Abb. 7 bringt ein Bild einer derartigen einstündigen Staubbestimmung in einer unserer Staubversuchskammer, in der zuerst reichlich Staub aufgewirbelt war, der sich dann allmählich zu Boden setzte. Daraus ergibt sich bei durchfallendem Licht das Bild eines Graukeils, das man außerdem, namentlich in seinem durchsichtigeren Teile, zur Auszählung unters Mikroskop bringen und zur Staubmengenabschätzung in einem entsprechenden Halbschattenapparat mit einem austarierten Graukeil als Vergleichsskala beobachten kann. Es ist so unter Umständen möglich, für jede Minute der einstündigen Beobachtungszeit mengen- und zahlenmäßig Staub und Staubteilchen in der Gewerbeluft zu bestimmen.

Bei der Staubkörnchenauszählung möchte ich aber darauf hinweisen, daß alle Auszählverfahren in der Praxis insofern Schwierigkeiten machen, als es bei jeder Staubart leicht zu Verklumpungen, vor allem aber der kleinsten Teilchen kommen kann. Deswegen hat unseres Erachtens die Auszählmethode nur bedingten Wert und ebenso ist die prozentuale Beteiligung der verschiedenen Körnchengröße in einer Staubart nicht mit genügender Genauigkeit festzustellen. Das geht meines Erachtens viel besser mit einer von Köhn angegebenen Pipettmethode, mit der man auf Grund der von Stoke und Osseen angegebenen Gesetze und Formeln die Fallgeschwindigkeit der verschiedenen Körnchengrößen in einer bestimmten Aufschwemmungsflüssigkeit (Aceton) bestimmt. Nach einer bestimmten Zeit werden sich nur noch Teilchen einer gewissen Größenordnung und darunter in einer bestimmten Höhe der Flüssigkeitssäule vorfinden. Entnimmt man nämlich mit dem Köhnschen Apparat (s. Abb. 8) in bestimmten Zeitabständen aus einer Tiefe von 10 cm jeweils ein bestimmtes Quantum staubhaltiger Flüssigkeit und bestimmt das Gewicht des darin enthaltenen Staubes, so läßt sich danach, wie viele Versuche gezeigt haben, der Anteil des Gesamtstaubes an Körnchen bestimmter Größenordnung errechnen (s. Jötten und Sartorius).

Diese Pipettanalyse läßt sich mit Erfolg zur Staubkörnchenbestimmung bei den verschiedensten Gewerbestauben heranziehen,

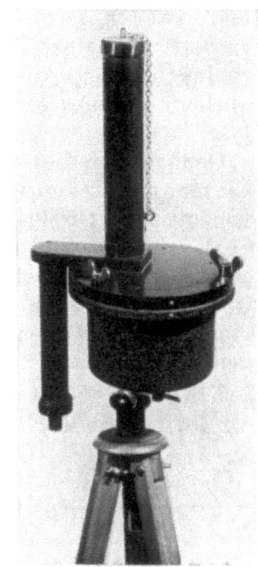

Abb. 5.

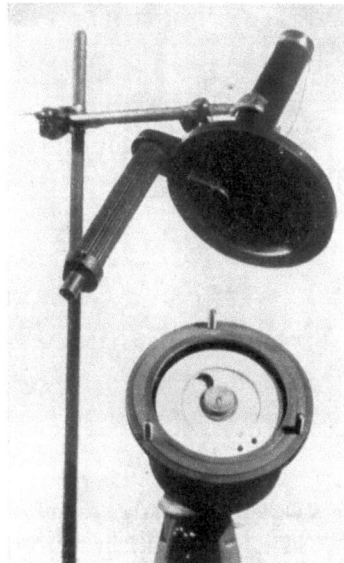

Abb. 6.

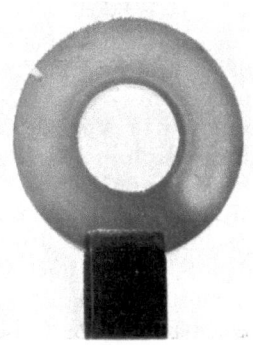

Abb. 7.

und zwar unseres Erachtens mit Aussicht auf größere Genauigkeit als bei der optischen Auszählmethode, da diese sicher viel mehr Fehlerquellen aufzuweisen hat als die Pipettanalyse.

Geht man in dieser geschilderten Weise vor und hat man eine stets gleichmäßig arbeitende Apparatur von gleichen Größenverhältnissen, Durchmessern, Schläuchen, Papier usw. zur Verfügung, so dürfte es meines Erachtens gelingen müssen, einwandsfreie gravimetrische und qualitative Staubbestimmungen auszuführen, die sich auch miteinander vergleichen lassen.

Einer gleichen Standardisierung bedarf auch die chemische Staubanalyse, nachdem

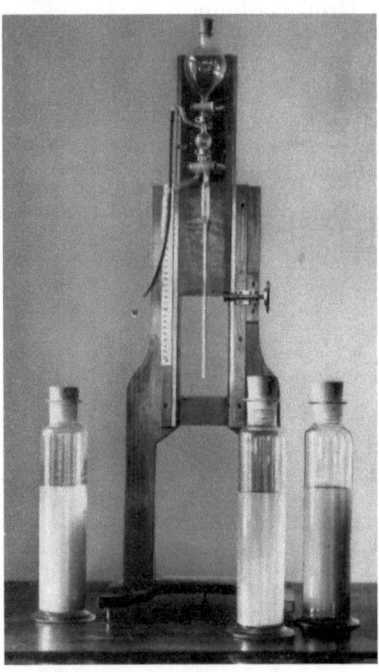

Abb. 8.

es sich herausgestellt hat, daß es auf den Nachweis der unlöslichen krystallinischen Kieselsäure SiO_2 ankommt, von deren mengenmäßigem Vorkommen die Lungengefährlichkeit eines Gewerbestaubes weitgehend abhängen soll, was allerdings neuerdings von Jones in Frage gezogen wird, der vielmehr das Vorkommen von Sericit im Staub als das gefährlichere Agens hinstellen will. Solange aber die besondere Rolle des Sericits allein oder des Sericits und der SiO_2 nicht, auch noch von anderer Seite bestätigt wird, muß nach wie vor der Nachweis der SiO_2 im Unlöslichen sichergestellt werden, und zwar möglichst nach einheitlichen Gesichtspunkten. (Ein ablehnender Standpunkt gegenüber den Jonesschen Mitteilungen soll damit nicht zum Ausdruck gebracht werden, wenigstens so lange nicht, bis es uns selbst und anderen Forschern nicht gelungen ist, die Anwesenheit des Sericits in Silicosis bedingenden Stauben mit einwandsfreien Untersuchungsmethoden sicherzustellen.)

Das ist auch durchaus notwendig, da man mit verschiedenen Trenn- und Aufschlußmethoden ganz verschiedene Werte von löslichen und unlöslichen Bestandteilen (s. Jötten und Sartorius) bekommt und selbst bei ein und derselben Methode, wenn die Einwirkungszeiten ganz willkürlich ohne genaue Zeitangabe dem Untersucher überlassen bleiben (s. Teleky).

Weiter ist zu berücksichtigen, daß je feiner der Staub in seiner Zusammensetzung ist, um so geringer die unlöslichen Rückstände, die Gehalte an Gesamtkieselsäure und unlöslicher Kieselsäure, dagegen um so höher die Eisengehalte im Unlöslichen und, was besonders wichtig ist, die Aluminiumgehalte. Man würde deshalb bei einer Staubanalyse durch Vorbehandlung im Köhn-Pipettapparat nur die im wesentlichen in die tieferen Luftwege eindringenden unter $10\,\mu$ großen Staubbestandteile heranziehen dürfen, was auch gar keine Schwierigkeiten macht.

Nach Feststellung des säureunlöslichen Anteils vermittels Salzsäurebehandlung, mit Flußsäureaufschluß und nachfolgender Bestimmung des zurückbleibenden Aluminiums soll dann, wie von sehr vielen vorgeschlagen wird, die Herausschälung und Berechnung der freien krystallinischen unlöslichen SiO_2 einfach dadurch erfolgen, daß man ohne weiteres den im unlöslichen Anteil gefundenen Aluminiumgehalt durch Multiplikation mit 5,41 (nach der Zusammensetzung des Orthoklas zu Feldspat) umrechnet und durch Abzug dieses Feldspatanteils vom Unlöslichen die freie unlösliche Kieselsäure ermittelt. Dieses Verfahren hat zwar den Vorzug der Einfachheit, kommt aber für eine wissenschaftliche Analyse nicht in Frage, da sich, wie Sartorius und ich zeigen konnten, Differenzen bei derselben Methodik bis zu 50% herausrechnen ließen; in manchen Fällen überstieg sogar der errechnete Feldspatanteil das Gesamtunlösliche nicht unbeträchtlich. Diese Fehlerergebnisse sind wohl darauf zurückzuführen, daß man nicht berücksichtigt hat, daß der im Staub vorliegende Feldspat mehr oder minder verwittert ist oder auch das Aluminium in anderer unbekannter Bindung vorliegt. — Ganz unangezeigt ist diese Umrechnungsmethode für Aluminium vor allem bei Mischstauben, die durch künstliche Zusammenmengung verschiedener Gesteins- und Tonstaube entstanden sind. Man kommt dann unter Umständen zu Werten des Gesamtunlöslichen, die weit über die Gesamtstaubmenge hinausgehen. Mit irgendwelchen Berechnungsfaktoren für die an Aluminium gebundene Kieselsäure wird man nicht weiterkommen können, sondern man wird bei der chemischen Analyse im Gesamtunlöslichen die Gesamtkieselsäure und die Aluminiummenge bestimmen und dann mit anderen Methoden versuchen müssen, den reinen Quarzanteil des Staubunlöslichen zu bestimmen, wenn man bei diesem Stand der Analyse auch schon sagen kann, daß je größer der Aluminiumgehalt im Staubunlöslichen ist, eine um so geringere Menge freier SiO_2 in dem Staub enthalten sein wird. — Uns erscheint es zweckmäßiger, das Gesamtunlösliche zur weiteren Verarbeitung der sog. mechanischen Phasenanalyse zu unterziehen, d. h. der Trennung der Staubeinheiten mittels verschiedener schwerer Flüssigkeiten in starkwandigen Zentrifugengläsern, die etwa 30 Minuten lang mit 3500 resp. 10000 Umdrehungen zentrifugiert werden.

Die Überlegung bei dieser Versuchsanordnung ist folgende:

Quarz, also freie krystallinische SiO_2, deren Menge wir ja hauptsächlich zunächst wissen wollen, hat ein spezifisches Gewicht von 2,65. Wenn wir also den Staub z. B., theoretisch gesprochen, zunächst in einer Flüssigkeit vom spezifischen Gewicht 2,66 suspendieren und zentrifugieren, so müssen der Quarz und alle Staubteilchen anderer Art unter 2,66 schwimmend bleiben, während alle Bestandteile vom spez. Gewicht 2,66 und darüber zu Boden gehen und nachher abgetrennt werden können. Nach der Abtrennung der Bestandteile schwerer als 2,65 kann man in einer zweiten Maßnahme, unter Erniedrigung des spez. Gewichtes der Flüssigkeit auf 2,64 z. B., in der gleichen Weise alle Bestandteile unter 2,65 abtrennen, so daß wir theoretisch damit eine Phase gewinnen können, die rein aus Staubteilchen vom spez. Gewicht 2,65 besteht.

Mit der Gewinnung einer solchen Phase müssen wir also der Ermittlung des Prozentgehaltes an freier krystallinischer SiO_2 schon näher kommen. Daß nur krystallinische SiO_2 vorliegt, dürfen wir deshalb nicht annehmen, weil ja andere säureunlösliche Verbindungen mit dem spez. Gewicht 2,65 als Verunreinigungen mit in der Phase bleiben. Wir könnten allerdings dann weiter daran gehen, den Reinheitsgrad der Phase 2,65 mit anderen Methoden zu prüfen.

Die feine Trennbarkeit eines Staubgemisches hängt im wesentlichen von folgenden Momenten ab, der Zähigkeit, der Flüssigkeit, der Größe und Dichte der Staubteilchen und der Umdrehungszahl und dem Radius der Zentrifuge. Als Trennungsflüssigkeiten kommen als günstigste in Frage die sog. Clericilösung, ein Thalliumformiat-Malonatgemisch von der Dichte 4,275, eine Flüssigkeit mit großer Beweglichkeit, Verdünnbarkeit mit Wasser als Mittel zur beliebigen Erniedrigung der Dichte, ferner ein Gemisch von Acetylentetrabromid mit der Dichte 2,178, das eine etwas geringere Beweglichkeit besitzt als die Clericilösung. Wir wählten die letztere Flüssigkeit, da die Clericilösung sehr viel teurer ist und auch das zur Einstellung nötige Abbésche Refraktometer stark angreift.

Es ist uns, wie Sartorius und ich schon an anderer Stelle ausgeführt haben, gelungen, auf diese Weise eine große Genauigkeit der Ergebnisse in vielen Parallelversuchen mit Hilfe der phasenanalytischen Methode zu erzielen, besonders wenn eine Zentrifuge mit 10000 Umdrehungen herangezogen wurde. Wir können ziemlich nahe an den Dichtegrad 2,65 herankommen und damit den Quarzgehalt bestimmen und aus den zur Untersuchung herangezogenen Gesteins- und Streustauben alles abtrennen, was unter dem Dichtegrad 2,63 liegt und wohl nicht mehr als Quarzkieselsäure anzusprechen sein dürfte, während die Fraktion über 2,63 bis über 2,65 in der Hauptsache wohl Quarzkieselsäure enthält,

neben einer Verunreinigung von Al-kieselsäurehaltigen Verbindungen, mit deren mengenmäßigen Bestimmungen wir uns dann weiter beschäftigt haben. Heranzuziehen ist hier zweckmäßigerweise die sog. Tetralinmethode zur Untersuchung der quarzhaltigen Fraktion auf Verunreinigung. Diese Methode läßt sich leicht ausführen, bedarf nur eines Zählmikroskops, eines Staubbestimmungsapparates nach Owens und gewisser kleiner Vorbereitungen.

(Das Prinzip besteht darin, daß man die auf ein mit klebiger Substanz bezogenes Deckgläschen passend aufgebrachten Staubteilchen einmal nach Alkoholbenetzung und dann nach Benetzung mit Tetralin zählt. Das Tetralin hat dabei die Eigenschaft, die Quarzteilchen des Staubes zum Verschwinden zu bringen.)

In der praktischen Durchführung dieses Prinzips gingen wir folgendermaßen vor:

Staubfraktionen der benutzten Staubarten wurden in ein rundes Pappkästchen von etwa 10 cm Durchmesser und 7 cm Höhe in tadellos trockenem, staubigem Zustand gebracht, und das Kästchen an der offenen Seite mit einem Stück Kunstseide überdeckt. Wenn wir nun das Kästchen 1—2 mal kräftig auf den Tisch aufstießen, entstand durch die Seidenlücken hindurch ein feiner dünner Staubschwaden, in den wir die Mündung des Owensschen Apparates hineinhielten und ansaugten. Es entstand dann auf den vorher mit einer Haut von Eiweißglycerin versehenen Deckgläschen hinter der Schlitzöffnung ein feiner Staubstreifen. Dieses vorbereitete Deckgläschen wurde nunmehr nach 10 Minuten langer Härtung in absolutem Alkohol mittels kleiner Wachsfüßchen auf einem Objektträger aufgeklebt, und nach Benetzung des capillaren Spaltraumes zwischen Deckglas und Objektträger mit absolutem Alkohol mit dem Zählmikroskop die erste Zählung vorgenommen. Dann wurde der Alkohol mittels Fließpapier abgesogen, durch Tetralin ersetzt und nunmehr von neuem gezählt, wodurch sich aus der Zahl der noch zählbaren Körnchen in Tetralin der Prozentsatz nicht quarzartiger Verbindungen ergab.

Eine Ergänzung findet diese Methode dann noch durch die mikroskopische Untersuchung auf typische Quarzkrystalle in ihrem prozentualen Verhältnis zu anderen Formen, und weiter noch die Feststellung der Doppelbrechung im Polarisationsmikroskop. Schließlich steht uns dann noch zur Feststellung der Verunreinigungen die röntgenspektroskopische Untersuchung zur Verfügung, bei der aus dem Auftreten von bestimmten Interferenzlinien auf die Stärke von Verunreinigungen geschlossen werden kann, zumal das Quarzspektrum eine absolut klare Zeichnung und scharfe Linienführung erkennen läßt, von der Abweichung sehr leicht Verunreinigungen erkennen lassen. Wir verfügen schon über eine ganze Reihe derartiger Untersuchungsergebnisse und interessante Röntgenbilder, die uns sehr gute Dienste bei der Beurteilung von Gewerbestauben geleistet haben. Zieht man hierzu noch die einzelnen Fraktionen der Phasenanalyse heran, dann kann man über die einzelnen Staubbestandteile ganz einwandfreie Aufschlüsse bekommen.

Diese Ausführungen dürften erkennen lassen, daß die quantitative und qualitative

Staubanalyse zwar große Anforderungen an die Untersuchungstechnik stellen, daß sie aber doch allmählich so weit gefördert sind, daß man befriedigende und auch vergleichbare Untersuchungsresultate erhält, wenn man sich an ganz bestimmte Methoden, Versuchsanordnungen und Apparaturen hält; denn sonst werden zwar überall weiterhin Staubbestimmungen gemacht, die sich nicht vergleichen lassen und eine einwandfreie Beurteilung der Staubgefährlichkeit und der Gefährdung in den Betrieben nicht zulassen.

Literatur: Jötten, Staublunge und Staublungentuberkulose. Beiheft 15 zum Zbl. Gewerbehyg. Berlin: Julius Springer — Schwere Silikose. B. Hygienischer Teil: Zur Silikosefrage. Handbuch der ges. Unfallheilkunde 2. König und Magnus. Stuttgart: Ferdinand Enke. — Jötten-Grube, Arch. f. Hyg. 111, 63 ff. (1933). München: Oldenbourg. — Jötten-Sartorius, Zbl. Gewerbehyg. 7, H. 11 (1930); 10, H. 4 (1933). — Jones, J. of Hyg. 33, Nr 3 (1933). — Sartorius-Jötten, Zbl. Gewerbehyg. 11, H. 5/6 (1934). — Teleky, Arbeit und Gesundheit, Schriftenreihe zum Reichsarbeitsblatt H. 7. Berlin: Reimar Hobbing 1928.

Der Verlauf der Silikose bei den Gesteinshauern des Ruhrgebietes nebst Mitteilung über die bisherigen Beobachtungen an Gesteinshauern mit Arbeitswechsel hinsichtlich der Weiterentwicklung der Silikose.

Von Prof. Dr. Reichmann und Prof. Dr. Schürmann, Bochum.

Noch bevor die schwere Silikose durch die 2. Verordnung über Ausdehnung der Unfallversicherung auf Berufskrankheiten vom 11. Februar 1929 als entschädigungspflichtige Berufskrankheit erklärt wurde, hatte bereits von der Sektion II der Knappschaftsberufsgenossenschaft ihre Bekämpfung begonnen. Nachdem man erkannt hatte, daß diese Staubkrankheit durch Einatmung von freie Kieselsäure enthaltendem Staub zustandekommt — die Bedeutung des neuerdings als Ursache der Silikose genannten Serecits ist noch keineswegs geklärt —, galt es, ihn von den Atmungsorganen des Menschen fernzuhalten. Es war dies sowohl eine technische wie ärztliche Aufgabe. Die Lösung der ärztlichen Aufgabe war und ist deshalb nicht überflüssig, da es bisher nicht völlig gelungen ist, auf technischem Wege die Staubentwicklung zu verhindern oder doch wenigstens unschädlich zu machen. Es muß also der Arzt bei der Bekämpfung der Silikose mitwirken. Da nun eine Kohlengewinnung ohne Beseitigung des Nebengesteins unmöglich ist, so ergaben sich für uns Ärzte zunächst die beiden folgenden Fragestellungen: 1. Bekommen alle Arbeiter in dem gleichen Umfange mit den Jahren eine Silikose oder gibt es, kurz gesagt, eine angeborene Disposition zu dieser Erkrankung? Und 2. Bestehen gewisse erworbene Störungen (Reste früherer Krankheiten), die von vornherein die Anstellung der mit ihnen behafteten Arbeiter von der Gesteinsarbeit ausschließen? — Wir haben nun nicht die Absicht, in unseren Ausführungen zu diesen Fragen abschließend Stellung zu nehmen, zumal, wie wir gleich zeigen werden, unser Material für die Beantwortung dieser Fragen sich als wenig geeignet erwiesen hat, vielmehr wollen wir uns darauf beschränken, hier zu berichten, welche Erfahrungen wir an unseren Gesteinshauern in den letzten fünf Jahren gemacht haben und wie sich unsere prophylaktischen Maßnahmen auswirkten.

Vorweg muß betont werden, daß unsere Gesteinshauer einen über dem Durchschnitt liegenden Gesundheits- und Kräftezustand aufweisen, daß schwächlich gebaute und mit Krankheit behaftete Menschen sich schon gar nicht um diese Tätigkeit bewerben bzw., wenn sie es tun, schon durch die erste Anlegeuntersuchung ausgeschieden werden, wie sie hier im Ruhrgebiet seit 1929 allgemein durchgeführt wird. Dabei wurden besonders von der Anlegung ferngehalten solche, die an chronischer Erkrankung der Atmungsorgane, wie Tuberkulose, an Bronchialkatarrh, an Asthma, an ausgedehnten Rippenfellverwachsungen, an schon äußerlich hervortretenden Rückgratsverkrümmungen, an chronischen Herzerkrankungen und an Herzfehler litten. Alle mit diesen Krankheiten Behafteten waren, wie unsere schon früher gemachten Erfahrungen gezeigt haben, auf die Dauer ungeeignet für den schweren Beruf eines Steinhauers, und zwar versagte bei ihnen mit Ausnahme der an Tuberkulose Erkrankten frühzeitig das rechte Herz. Es hat sich ferner gezeigt, daß bei schwieligen Veränderungen in den Lungen, besonders aber bei Rippenfellverwachsungen, gerade die befallene Seite von der Silikose bevorzugt wird. Das Staubdefizit zwischen der Ein- und Ausatmungsmenge scheint danach prozentual auf der kranken Seite größer als auf der gesunden zu sein, obwohl die gesunde doch mehr atmet, also in der gesunden Lunge mehr Luft und daher auch mehr Staub ein-, aber auch ausströmt. Zur Bevorzugung der kranken Seite durch die Silikose trägt aber auch der Umstand bei, daß der auf dem Lymphwege erfolgende Abtransport des Staubes in einer verschwielten Lunge zweifellos langsamer vor sich geht, als in einer gesunden. Wenn also bei unseren Fällen in weitaus der größten Anzahl die Silikose sich fast gleichmäßig in beiden Lungen entwickelt hat, so dürfte das hauptsächlich eine Folge der durch unsere Untersuchungen erfolgten Auslese des Materiales sein.

Über die Beziehungen zwischen Tuberkulose und Silikose verweisen wir auf die Ausführungen von Böhme und di Biasi. Hier sei nur auf Grund unserer früheren Erfahrungen und Veröffentlichungen festgestellt, daß

1. die Silikose zu ihrer Entstehung die Tuberkulose nicht nötig hat,
2. die Tuberkulose in schweren Fällen sehr häufig die Begleiterin der Silikose ist.

Von uns, d. h. von den Ärzten der Ruhrknappschaft und der Sektion II, wurden nun untersucht 1. alle diejenigen Arbeiter, die zum erstenmal vor Gestein angelegt wurden, 2. diejenigen Gesteinshauer, die aus irgendwelchen Gründen mehr als 6 Monate ihre Arbeit unterbrachen. Darüber hinaus haben aber viele Zechen mehr oder weniger ihre gesamten Gesteinshauer mit den Jahren durch uns untersuchen lassen, so daß bisher etwa 80% aller angelegten Gesteinshauer von uns untersucht sind. — Von sämtlichen untersuchten Arbeitern fanden in 1—3jährigen Zwischenräumen Nachuntersuchungen statt, und zwar auch von denjenigen, die einen Berufswechsel im Laufe der Jahre vorgenommen haben. Auf diese Weise gewinnen wir mit der Zeit von all unseren Gesteinshauern eine fortlaufende Kontrolle über ihr körperliches Befinden und damit auch Einsicht in ihre Reaktionsweise auf die freie Kieselsäure, die uns hier in allererster Linie beschäftigen soll. Wer aber weiß, wie langsam die Entwicklung der Silikose vor sich geht, der wird einsehen, daß das Ergebnis unserer Untersuchungen am Ende dieses ersten Quinquenniums nur recht bescheiden sein kann. Und es ist um so bescheidener, da Nachuntersuchungen bisher etwa nur von der Hälfte der von uns untersuchten Arbeiter vorliegen. So mußten wir unsere Erfahrungen hauptsächlich an jenen Gesteinsarbeitern sammeln, die in den Jahren 1929 und 1930 zum erstenmal untersucht wurden. Aber auch von ihnen ist ein gewisser Teil aus der periodischen Nachuntersuchung und damit aus unserer Beobachtung ausgeschieden, teils wegen Berufsunfähigkeit, teils wegen Abkehr aus anderen Gründen. Was wir daher gefunden haben, sind größtenteils Bestätigungen von bisher Bekanntem und darüber hinaus — und das gilt ganz besonders für die Prophylaxe der Silikose — vielleicht die ersten richtungangebenden Zeichen, nach welchen wir Ärzte sie auszuüben haben. Wenn wir uns trotzdem zu einer Sichtung unseres Befundmaterials schon jetzt entschlossen haben, so geschah es hauptsächlich auf den Wunsch des Oberbergamtes hin. Es mag auch sein, daß unsere Resultate gerade für dieses von größerer Bedeutung sind als wir vermuten. Die Berücksichtigung der Wünsche des Oberbergamtes und unserer eigenen, hauptsächlich auf die Entwicklung der Silikose und deren Abwehr gerichteten Interessen, führten zu einer doppelten Betrachtung unserer Resultate und damit zu einer Zweiteilung unserer Aufgabe. — In einem III. Teil sind dann von dem einen von uns Betrachtungen ähnlicher Art an dem Material der Sektion II, also an Gesteinshauern angestellt worden, die auf Grund von Entschädigungsansprüchen, die sie wegen schwerer Silikose erhoben haben, untersucht worden sind.

I. Teil: Statistische Ergebnisse.

In diesem Abschnitt kommen rein statistische Erhebungen zur Veröffentlichung. Für uns Ärzte waren sie insofern von Wert, als sie uns eine Vorstellung über den Umfang unserer Tätigkeit gaben. — Von 9807 untersuchten und am 1. Januar 1934 noch im Berufe tätigen Gesteinsarbeitern waren 2403 = 24,5% bis zu 1 Jahr, 2729 = 27,83% bis zu 5 Jahren, 2689 = 27,42% bis zu 10 Jahren, 1720 = 17,54% bis zu 20 Jahren und 266 Arbeiter = 2,7% mehr als 20 Jahre vor Gestein tätig. Es hatten hiervon 8656 = 88,27% keine, 1048 = 10,6% eine leichte, 89 = 0,9% eine mittlere und 14 = 0,16% eine schwere Silikose. Die beiden folgenden Abb. 1a und 1b geben die Verhältnisse anschaulich wieder. Abb. 1b dürfte ein Bild des Gesamtzustandes

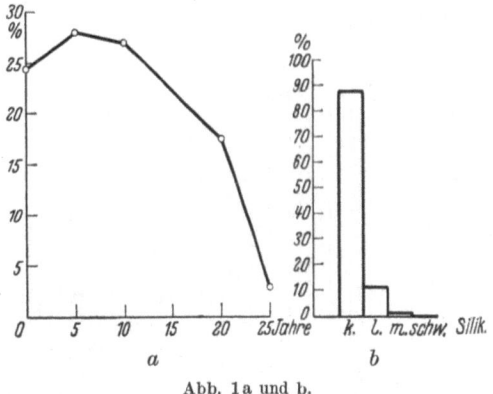

Abb. 1a und b.

unserer Gesteinshauer in bezug auf die Silikose darstellen, das den tatsächlichen Gesundheitsverhältnissen unserer Gesteinshauer nahekommen dürfte, da durch unsere Untersuchungen nicht etwa eine Auslese von Gesteinshauern, sondern, wie gesagt, etwa 80% aller Gesteinshauer sämtlicher Zechen im Bereich der Sektion II erfaßt wurden. — Bei 217 Arbeitern = 2,2% wurde bei der 1. Untersuchung, bei 230 Arbeitern = 2,3% im Laufe der Nachuntersuchungen ein Arbeitswechsel vorgeschlagen, 47 = 0,48% waren bei der 1. Untersuchung, 36 weitere = 0,37% im Laufe der Nachuntersuchungen, also zusammen 83 = 0,85% berufsunfähig. Daß diese letzteren Zahlen so niedrig sind, ist zweifellos eine günstige Folge der Nachuntersuchung. — Vom Arbeitswechsel wurde in den ersten Jahren nur wenig Gebrauch gemacht, erst in dem letzten Jahre 1934 ist die Zahl stärker angestiegen. Die Frage, inwieweit es Zweck hat, überhaupt einen Arbeitswechsel vorzunehmen und bei welchem Grad der Silikose dies geschehen soll, davon wird weiter unten die Rede sein.

Es war nun die Frage, wie verteilen sich die etwa 12% Silikosen auf die einzelnen Reviere bzw. Zechen? Die Antwort gibt die Abb. 2. Es fehlen auf ihr alle diejenigen Zechen, bei denen die Anzahl der Untersuchten nicht die Zahl 100 erreichte.

Darnach schwankt der Prozentsatz der mit Silikose Befallenen auf den einzelnen Zechen in weiten Grenzen. Er ist auf Zeche Westfalen mit 1,69% am niedrigsten, auf Fröhliche Morgensonne mit 23,69% am höchsten. — Die Zahlen können jedoch keineswegs als absolut betrachtet und deshalb kann auch nicht glattweg von Silikosegefährdung der einzelnen Zechen gesprochen werden. Davon dürfte vor allem nur dann die Rede sein, wenn die Arbeiter keinen Zechenwechsel vornähmen und die Belegung der einzelnen Zechen hinsichtlich der Dauer der Gesteinstätigkeit der Arbeiter überall die gleiche wäre. Aber weder das eine, noch das andere ist der Fall, vor allem auf den Zechen, die vorübergehend stillgelegen haben, wie z. B. gerade auf der den höchsten Prozentsatz aufweisenden Zeche Fröhliche Morgensonne.

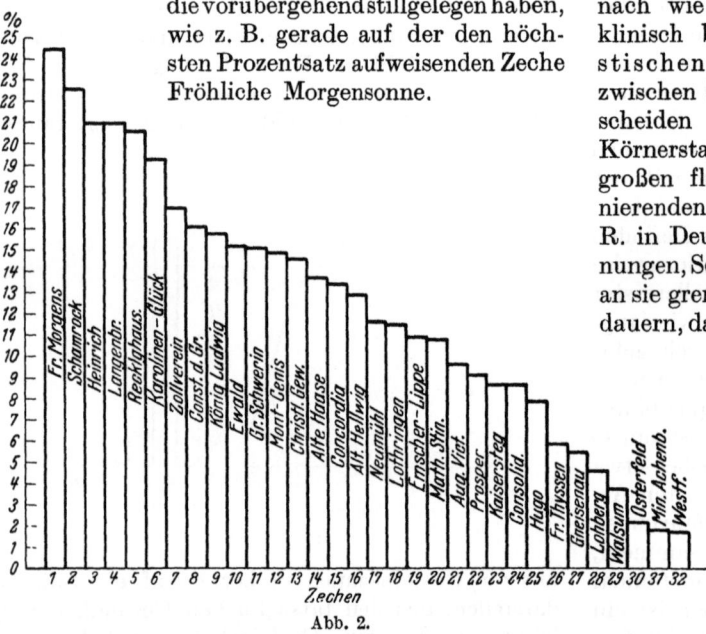

Abb. 2.

II. Teil: Untersuchungsergebnisse im Laufe der Nachuntersuchungen.

In diesem Teil sollen die Ergebnisse unserer Untersuchungen besprochen werden. Den Umfang unserer Tätigkeit mögen folgende Zahlen zeigen: Es wurden von den Ärzten der Knappschaft und von denen der Sektion II der Knappschaftsberufsgenossenschaft in der Zeit vom 1. Januar 1929 bis 31. Dezember 1933 13 327 Gesteinshauer untersucht. Davon sind in folgenden Ausführungen von vornherein 3520 Fälle unberücksichtigt geblieben, da sie infolge Abkehr, Pensionierung, Tod usw., aus mit der Silikose nicht in Zusammenhang stehenden Gründen, für uns nicht in Betracht kamen. Von den übrigbleibenden 9807 Gesteinsarbeitern wurden 4226 = 43,1% einmal, 654 = 6,67% zweimal und 135 = 1,4% mehrmals nachuntersucht. Für die Entwicklung der Silikose kamen natürlich nur jene Fälle in Betracht, die mindestens einmal nachuntersucht wurden, d. h. 4226 + 654 + 135 = 5015. Von diesen 5015 Fällen haben 686 = 13,68% bei den Nachuntersuchungen silikotische Veränderungen gezeigt. Diese 686 Fälle haben wir alle namentlich in Listen eingetragen und ihre Befunde notiert. Also auf sie gründen sich in der Hauptsache unsere Ergebnisse. — Gleich hier möchten wir bemerken, daß die Beurteilung der Befunde, obwohl sie von einem Dutzend Ärzten vorgenommen wurden, durchaus als einheitlich bezeichnet werden kann, wie wir uns durch Kontrolle an mehreren Hundert Röntgenbildern überzeugt haben.

Was die Einteilung der Silikose anbetrifft, so geschah sie nach Graden und nicht nach Stadien. Wir bitten daraus aber nicht zu folgern, als ob der eine von uns (R.) damit seiner Einteilung in zwei Stadien untreu geworden wäre. R. steht vielmehr nach wie vor auf dem Standpunkt, daß man klinisch bisher nur zwischen zwei charakteristischen Stadien der Silikose, und zwar nur zwischen leichtem und schwerem Stadium, unterscheiden kann. Das leichte Stadium stellt das Körnerstadium, das schwere das Stadium der großen flächenhaften, oft wie Geschwülste imponierenden Verschattungen dar, das mit den von R. in Deutschland zuerst bekannten Folgeerscheinungen, Schrumpfung der Lunge mit Verziehung aller an sie grenzenden Organe, einhergeht. Es ist zu bedauern, daß in der Literatur Stadien und Grade wirr durcheinander geworfen werden, ja, es gibt Autoren, die in ihren Publikationen nebeneinanderher einmal das Wort Stadium, das andere Mal das Wort Grad unterschiedlos benutzen, obwohl doch beide Worte keine Synonyma sind. In dem Wort Grad liegt nur etwas Quantitatives, in dem Wort Stadium kommt noch etwas Qualitatives hinzu. Richtig aber ist, daß ein schweres Stadium der üblichen Bezeichnung Silikose III. Grades entspricht.

Aber weder Grad-, noch Stadieneinteilung konnten wir in der bisherigen Form gebrauchen. Eine solche war viel zu grob, denn während einer Beobachtungszeit von höchstens 5 Jahren waren Veränderungen, wie sie durch die Einteilung in leicht, mittel und schwer gegeben sind, gar nicht zu erwarten. Es treten daher in folgendem Unterteilungen auf, wie beginnend, leicht, leicht bis mittel, mittel usw. Diese Bezeichnungen haben nicht etwa wir, die Verfasser, eingeführt; sie sind uns vielmehr von den jeweiligen Untersuchern selbst an die Hand gegeben worden. Dadurch, daß die meisten der nachuntersuchten Arbeiter immer wieder zum selben Arzt gelangten, wurde der Untersucher zu solchen Unterteilungen gedrängt. Wir verfehlen nicht, darauf hinzuweisen, daß dadurch immerhin eine gewisse Unsicherheit in unsere Ergebnisse hineingetragen wird. Aber diese mußten wir in Kauf nehmen, wenn wir überhaupt irgendein Resultat erzielen wollten.

Die erste Frage, die wir uns stellten, lautete: Wie lange steht es an bis zum Beginn der leichten Silikose? Unter leichter Silikose versteht man, im Gegensatz zur schweren, das Körnerstadium. Hier ist nun nicht etwa das vollentwickelte Körnerstadium, sondern sein Beginn gemeint. Denn erst das Auftreten von Körnern, zunächst an umschriebener Stelle, sichert die Diagnose Silikose. Am häufigsten erscheinen sie zuerst an der Grenze von Mittel- und Unterfeld. — Aufschluß über die Zeitdauer bis zur Entstehung einer mittelgradigen oder gar schweren Silikose war durch unsere gemeinsamen Untersuchungen nicht zu erwarten, da gerade durch sie und insbesondere durch unsere Nachuntersuchungen, ihre Entstehung vermieden werden sollte und daher alle Arbeiter mit einer leichten bis mittelgradigen Silikose aus dem Betriebe herausgenommen wurden. (Über die Entwicklung der schweren Silikose siehe III. Teil der Arbeit.) — Aus einer Tabelle, in der wir alle 175 Arbeiter, die bei der 1. Untersuchung keine Silikose, in den nächsten Jahren keinen Arbeitswechsel hatten und mehrmals nachuntersucht wurden, ist Abb. 3 zusammengestellt. Die senkrechten Säulen geben das Lebensalter, die waagerechten das Gesteinsalter der Arbeiter wieder. Man sieht, daß vor einem Gesteinsalter von 4 Jahren niemand eine leichte Silikose hatte. Es soll damit keineswegs gesagt werden, daß etwa vor 4 Jahren eine solche überhaupt nicht entstehen kann. Kennen wir doch, allerdings nur ganz vereinzelte Fälle, selbst von schweren Silikosen, die innerhalb von 4—5 Jahren entstanden sind. Es zeigt aber die Abbildung, daß die Entstehungszeit der leichten Silikose in sehr weiten Grenzen schwankt. In 2 Fällen sind, bis es zur Bildung einer leichten Silikose gekommen war, 26 Jahre verflossen! Daß es Gesteinshauer gibt, die überhaupt keine Silikose bekommen, halte ich für unser Gebiet für unwahrscheinlich, vorausgesetzt, daß der Betreffende genügend lange Zeit in seinem Berufe tätig war. Der dispositionelle Faktor kann sich daher bei unserem Material nur im Entwicklungstempo der Silikose auswirken. — Deutlicher als diese Abbildung gibt die Abb. 4 die Verhältnisse wieder, und zwar zeigt die ausgezogene Kurve die Beziehungen zwischen leichter Silikose und Gesteinsalter, die gestrichelte zwischen leichter Silikose und Lebensalter. Es entwickeln sich also die meisten Silikosen in einem Zeitraum von 10 bis 15 Jahren (genau 13,0 Jahre) bis zum leichten Stadium, und zwar sind es etwas über 50% unserer untersuchten Fälle. Der steile Abfall der Kurve nach einem Gesteinsalter von 16 Jahren ist zweifellos etwas Zufälliges und Folge der Kleinheit des Materials.

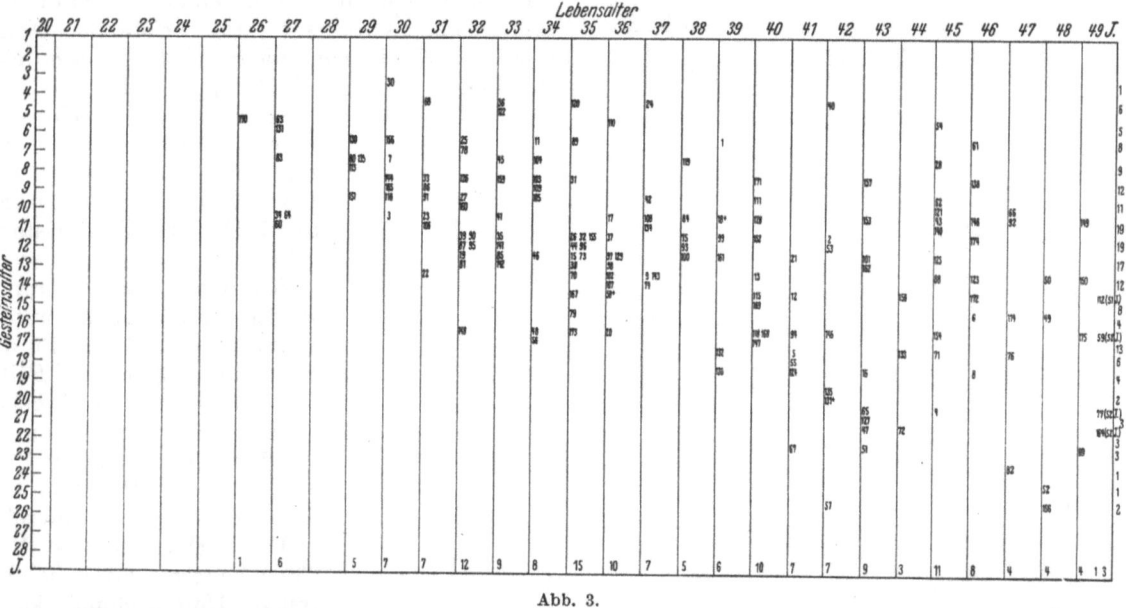

Abb. 3.

Was die Beziehung zum Lebensalter anbetrifft, so läßt sich damit wenig machen. Daß natürlich mit dem Alter die leichten Silikosen weniger werden, bedarf keiner Erklärung. Die Lebensalterkurve steigt etwa ebenso rasch an wie die Gesteinsalterkurve, erreicht aber nicht deren Höhe und fällt wesentlich langsamer ab. Jedenfalls läßt sich daraus nicht der Schluß ziehen, daß im vorgerückten Lebensalter die Entwicklung der leichten Silikose rascher vor sich geht, als in jüngeren Jahren, aber auch nicht das Umgekehrte.

Auf Abb. 5 sind alle unsere verarbeiteten 197 Fälle ohne Arbeitswechsel eingezeichnet, die in den Jahren 1929 und 1930 von uns untersucht wurden. Von den späteren Jahrgängen liegen Nachuntersuchungen nur vereinzelt vor. Dieselben Fälle zeigen auch die gleichen Zahlen, die durch Strichelung miteinander verbunden sind, woran man ihre Entwicklung erkennen kann. Die Abb. 5, desgleichen die Abb. 6 und 7 sind so zu verstehen, daß die Entwicklung je waagrechter die Striche verlaufen, desto rascher und je steiler, desto langsamer verlief. Wie man sieht, ziehen sie annähernd parallel, was auf die Gleichartigkeit des Materials als Folge unserer Untersuchungen hinweist. — In dieser und den beiden folgenden Abbildungen hat eine Unterteilung der Silikose in beginnend, leicht, leicht-mittel, mittel, mittel-schwer, schwer stattgefunden. — Dort, wo in Abb. 5 Punkte die Verbindung herstellen, waren bereits bei der 1. Untersuchung silikotische Veränderungen vorhanden. Nur 2 Fälle sind nach einigen Jahren mittelgradig geworden. Ein Fall (Nr. 186) scheint sich rückläufig entwickelt zu haben. Ob dies hier tatsächlich zutrifft, oder ob es sich hier, woran man zunächst denken muß, um die verschiedene Bewertung des gleichen Lungenbefundes handelt, sei dahingestellt (s. darüber weiter unten).

Nachdem wir also die Entwicklung der Silikose bei den Gesteinsarbeitern ohne Arbeitswechsel festzustellen versucht hatten, erschien es uns wichtig, auch Einiges über die Entwicklung der Silikose bei den Gesteinsarbeitern mit Arbeitswechsel zu erfahren. Dazu war es erforderlich, diese in 2 Gruppen einzuteilen. Bei der 1. Gruppe mit 230 Fällen hat ein Arbeitswechsel im Laufe der Nachuntersuchungen und bei der 2. Gruppe mit 104 Fällen sofort nach der 1. Untersuchung stattgefunden.

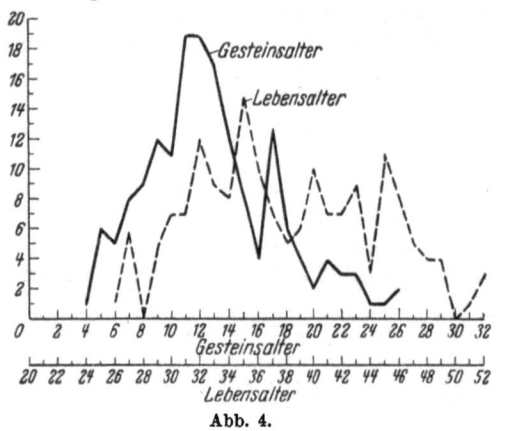

Abb. 4.

Wir haben beide Gruppen wieder auf Tafeln untergebracht. Abb. 6 enthält die 1. Gruppe. Diejenigen Fälle, die schon vor dem Arbeitswechsel von uns einmal untersucht worden waren, sind bis zu diesem mit Punkten, von da ab mit Strichen untereinander verbunden. — Von 230 Arbeitern hatten bei der ersten Untersuchung keine Silikose 57 = 24,8%, eine beginnende 52 = 22,6%, eine leichte 100 = 43,4% und eine leichte bis mittelgradige 21 = 9,2%. Es ist auf der Tafel leicht zu sehen, daß die Mehrzahl der Fälle trotz Arbeitswechsel sich verschlimmert haben, daß aber auch immerhin einige Fälle sich scheinbar rückläufig entwickelt haben. Allerdings ist die Zahl der Nachuntersuchten mit Arbeitswechsel recht gering. Im ganzen konnten wir 82 Fälle verfolgen. Davon haben 26 = 31,7% sich verschlimmert, 51 = 62,2% sind gleich geblieben und 5 = 6,1% haben sich scheinbar gebessert. Die Beobachtungszeit ist aber noch recht kurz und erstreckt sich höchstens auf 3 Jahre, weshalb

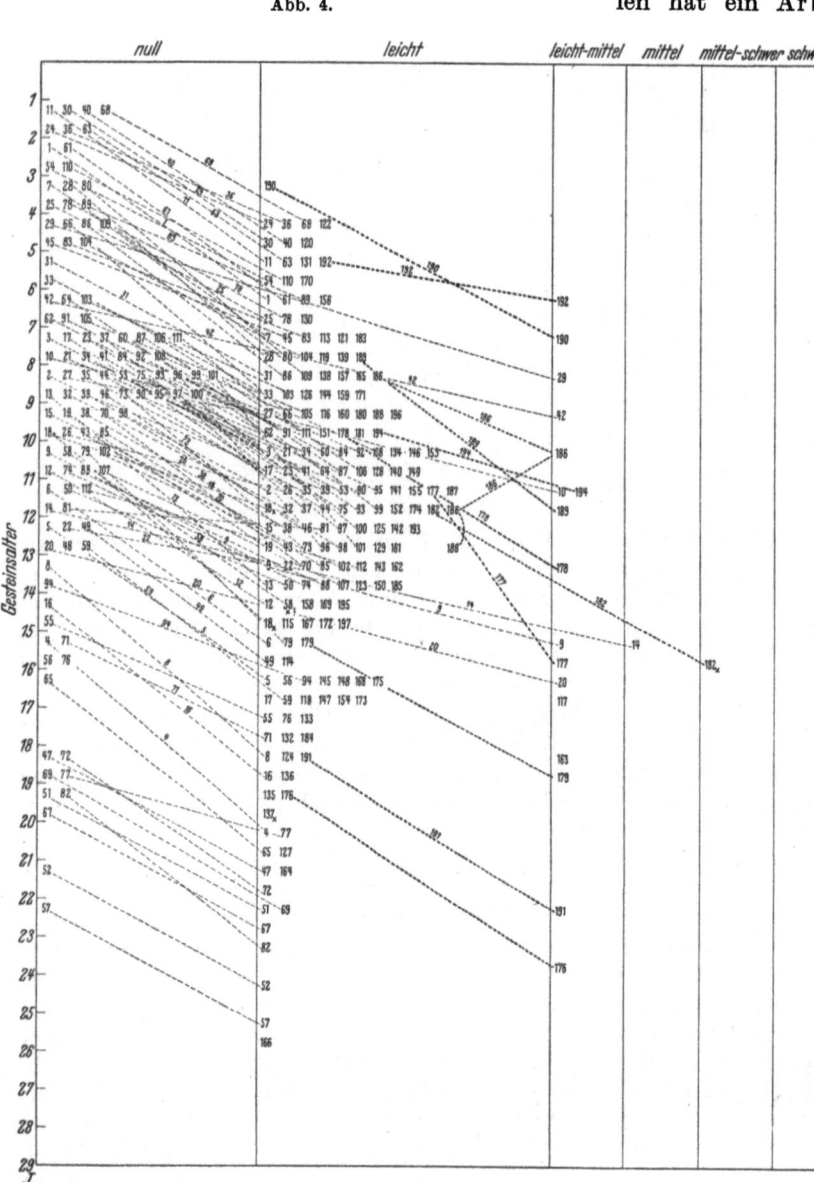

Abb. 5.

eine Verallgemeinerung dieser Zahlen nicht gestattet ist.

Von Gesteinshauern nun, die bei der 1. Untersuchung schon einen Arbeitswechsel hatten — es sind im ganzen 104 Fälle, von denen die meisten in einem Zwischenraum von 1—3 Jahren nachuntersucht wurden —, gibt die Entwicklungs-

da sie schon bei der 1. Untersuchung als nicht mehr für Gesteinsarbeit geeignet erfaßt wurden. Ähnliches gilt auch für die gleichgebliebenen Fälle. Umso mehr erscheinen die 11,5% von Bedeutung. Handelt es sich aber nun bei diesen 11,5% wirklich um eine Rückbildung, d. h. Besserung der Silikose? Bedenken müssen einem aufsteigen,

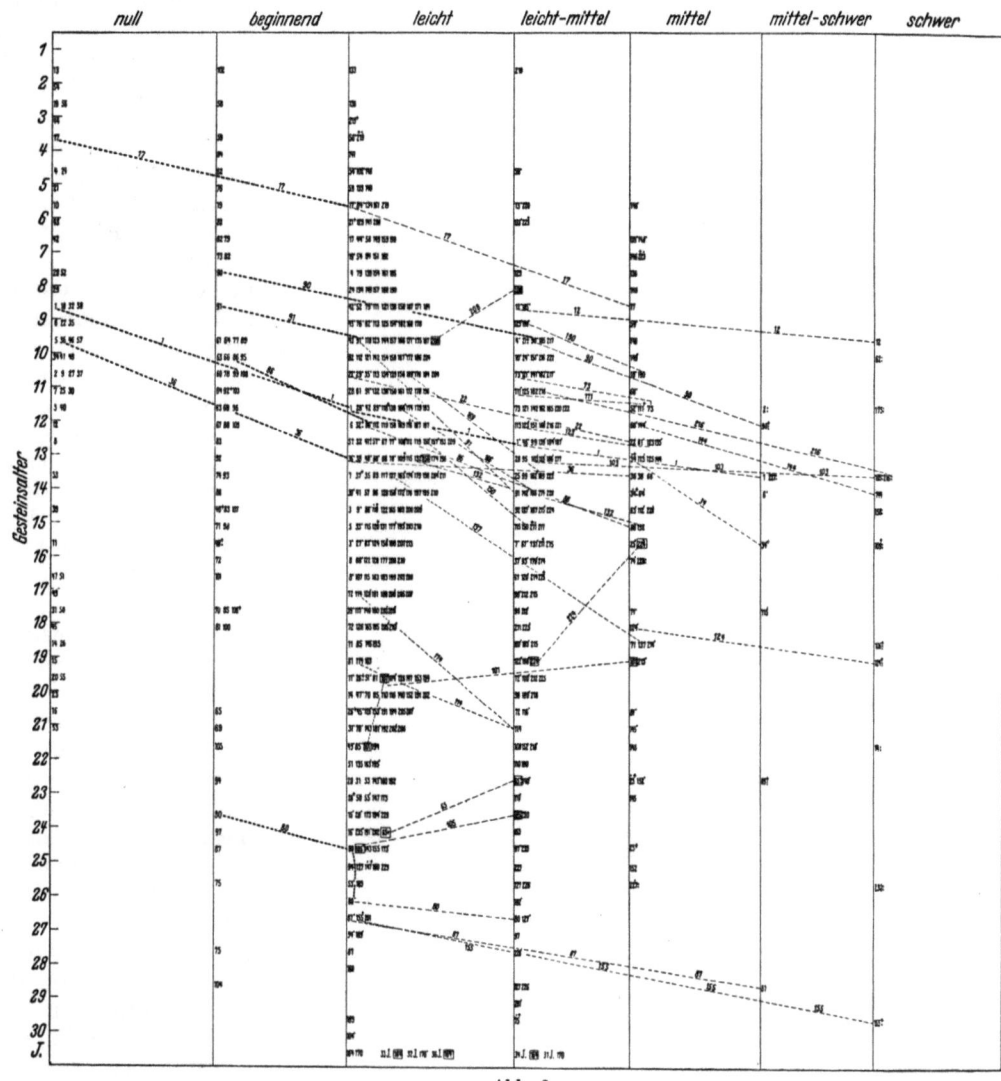

Abb. 6.

verhältnisse Abb. 7 wieder. Auf den ersten Blick ist zu sehen, wie hier die Linien sich vielfach schneiden, wodurch ein ganz anderes Bild entsteht. Von diesen 104 Fällen hat sich die Silikose verschlimmert in 55 Fällen = 52,5%, gleich geblieben sind 27 = 26% der Fälle und rückläufig entwickelt scheinen sich 12 = 11,5% der Fälle zu haben. In der nebenstehenden Tabelle haben wir die Veränderungen der Silikose der beiden Gruppen nach Arbeitswechsel zusammengestellt.

Man sieht, daß bei der 2. Gruppe die Zahl der Verschlimmerten fast das Doppelte gegenüber der bei den Arbeitern der 1. Gruppe erreicht. Man muß sich aber hier vergegenwärtigen, daß darunter sich auch zweifellos die schwereren Fälle befinden,

wenn man z. B. den Fall 74 betrachtet, der sich von mittelgradig zu leicht zurückgebildet haben soll. Vom anatomischen Standpunkt aus war etwas Derartiges nicht gut vorstellbar, nachdem wir doch

Tabelle 1.

	Verschlimmert	Gleich geblieben	Rückläufig entwickelt
1. 82 Fälle mit Arbeitswechsel im Laufe der Untersuchung . . .	26 = 31,7%	51 = 62,2%	5 = 6,1%
2. 104 Fälle mit Arbeitswechsel nach der 1. Untersuchung . . .	55 = 52,9%	37 = 35,6%	12 = 11,5%

aus Tausenden von Fällen gelernt hatten, daß silikotische Knötchen im Gegensatz zu tuberkulösen sich nicht zurückbilden. Das gab Veranlassung, die Röntgenbilder sämtlicher 12 Fälle eingehend zu betrachten. Das Resultat gefügt werden, daß die meisten Fälle in den Händen derselben Anstalt und damit auch wahrscheinlich oder doch vorzüglich derselben Untersucher geblieben sind. Worin nun der Irrtum bestand, das mögen ihnen folgende Diapositive eines derartigen Falles zeigen (Abb. 8). Die Bilder lassen in der Tat eine Aufhellung, eine Klärung der Lungen, erkennen, aber der Kenner der Silikose weiß, daß dies, worauf R. in einer früheren Arbeit schon hingewiesen hat, ein trügerisches Zeichen ist und dadurch entsteht, daß um jedes Knötchen sich mit der Zeit ein Emphysemmantel bildet und dieser ist es, der die Aufhellung im Röntgenbild bedingt. Betrachtet man die einzelnen Veränderungen (Knötchen) auf den Röntgenbildern so sieht man, daß sie mit der Zeit zwar an Zahl nicht mehr, aber größer und deutlicher geworden sind. — Während man also nach der Abbildung und der Tabelle 3 der Ansicht sein könnte, daß der Berufswechsel günstig auf die Entwicklung der Silikose einwirkt, müßte man jetzt sagen, daß dies nicht der Fall ist. Aber auch dies dürfte nicht richtig sein. Denn man muß sich fragen, wie kommt es, daß dieselben Untersucher bei Gesteinshauern ohne Berufswechsel keine Rückbildung diagnostiziert haben? Die Antwort, und das zeigen die Röntgenbilder von den Gesteinshauern ohne Arbeitswechsel, ist die, daß bei ihnen neben einer Vergrößerung noch eine Vermehrung der silikotischen Veränderungen statthat, wodurch das Röntgenbild dichter gezeichnet erscheinen muß. Ob nun in der Tat nach dem Berufswechsel eine solche völlig ausbleibt, jedenfalls war sie während unserer Beobachtungszeit nicht

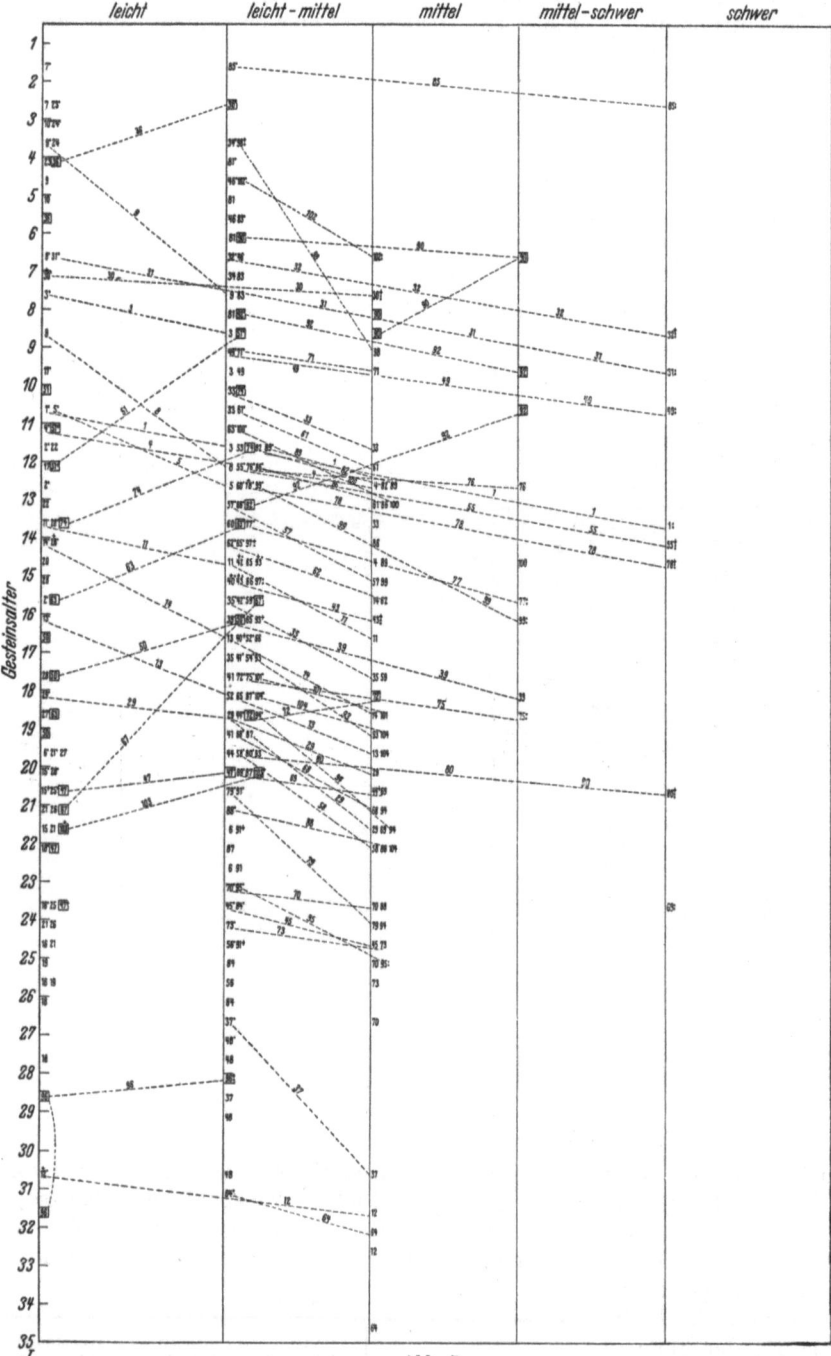

Abb. 7.

ist kurz dies, daß sich kein einziger zurückgebildet, 5 innerhalb 5 Jahren sich gleich geblieben sind, worunter sich merkwürdigerweise 1 Fall mit progredienter Spitzentuberkulose befindet und daß alle übrigen sich, wenn auch nur gering, verschlechtert haben. Ähnlich verhielt es sich auch mit den 5 Fällen der Abb. 6. Es möge hier an- erkennbar, muß dahingestellt bleiben. — Was geht nun daraus für die Praxis hervor? Man wird sagen können, so weit dies die geringe Anzahl unserer Beobachtung zuläßt, daß der Berufswechsel wohl anscheinend hemmend auf das gewöhnliche Tempo der Entwicklung der Silikose einwirkt, er aber, um ein Fortschreiten zu verhindern, nicht genügt. Es muß hier jedoch gesagt werden, daß der Berufswechsel häufig erst dann vorgenommen wurde, wenn das leichte Stadium der Silikose deutlich ausgesprochen war, also nicht schon, wenn sich die ersten sicheren Zeichen von Silikose gezeigt hatten.

Für die Zukunft von größerer Bedeutung sind nun unsere sog. Frischlinge. So benennen wir jene Arbeiter, die zum erstenmal vor Gestein kommen und auch vordem nicht im Nebengestein gearbeitet haben. Im Jahre 1929 wurden im ganzen 319 eingestellt. Davon hatten nach den Einträgen 10 bereits eine leichte Silikose. Das war sehr überraschend, da es sich hier höchstens um einige Monate der Gesteinshauertätigkeit handeln konnte, bevor ihre erste Anlegeuntersuchung stattfand. Wir haben gerade diese Fälle einer besonders eingehenden Kontrolle unterzogen. Um Raum zu sparen, wird auf ihre Wiedergabe verzichtet. Das Resultat ist kurz folgendes: 7 mal waren eine leicht vermehrte Zeichnung, die sich auch bei späterer Untersuchung nicht, jedenfalls nicht deutlich verstärkt hatte, 1 mal rundliche Flecken, die später verschwanden, 1 mal körnerähnliche Flecken, die sehr dicht und scharf abgegrenzt, einen halbfingerlangen Streifen im Oberfeld einnahmen und daher wahrscheinlich tuberkulöser Genese waren und einmal eine vermehrte Zeichnung infolge zu großer Weichheit des Bildes für Silikose angesehen worden.

Man kann mit Wahrscheinlichkeit sagen, daß, in allen diesen 10 Fällen bei der 1. Untersuchung im Gegensatz zur Annahme der Untersucher eine leichte Silikose nicht vorlag. Damit wird den Untersuchern nicht etwa irgendwelcher Vorwurf gemacht, da eben erst fortlaufende Untersuchungen es ermöglichen, zu sagen, ob die bei der ersten Untersuchung gefundenen Veränderungen silikotisch waren oder nicht. — **Hat nun aber das Körnerstadium nicht doch ein Vorstadium in einer vermehrt wabigen Lungenstruktur?** Wir möchten das auf Grund der Befunde bei den Nachuntersuchungen dieser 10 und zahlreicher anderer Fälle annehmen, und zwar dürfte es in der erst bei den Nachuntersuchungen deutlich hervortretenden vermehrten wabigen Struktur zu erblicken sein, die später vermutlich durch das perigranuläre Emphysem zum Verschwinden gebracht wird, wodurch die Körner um so schärfer hervortreten. Es scheint also, daß hier ein fließender Übergang zwischen dieser und dem Körnerstadium vorhanden ist, zumal diesem anatomisch eine mehr diffuse Bindegewebsentwicklung vorausgeht. Auf dem umstehenden Diapositiv (Abb. 9) kann man in der Tat deutlich erkennen, wie sich unter Zurücktreten der wabigen Struktur die Körner bilden. Besonders auf der Doppelabbildung 10 von einem anderen Fall ist dies sehr schön zu sehen. Während links noch die wabige Struktur vorherrscht, überwiegt rechts bereits die Körnerbildung. Aber, obwohl wir reichlich Bilder mit vermehrter wabiger Struktur gesehen haben, möchten wir uns doch nicht erlauben, wenn uns nur ein Röntgenbild und nicht mehrere desselben Falls aus verschiedenen Zeitabschnitten vorliegen, daraus bestimmte Schlüsse auf eine Silikose zu ziehen. Denn eine vermehrt wabige Struktur kommt eben nicht nur bei Silikose, sondern auch bei zahlreichen anderen Erkrankungen vor!

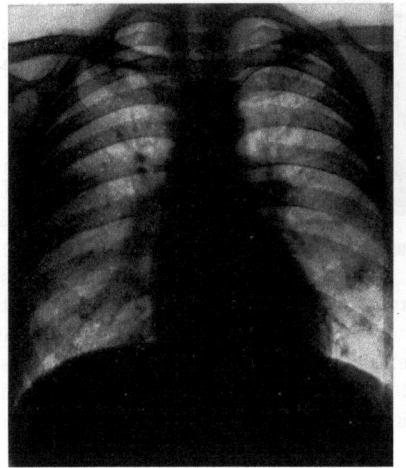 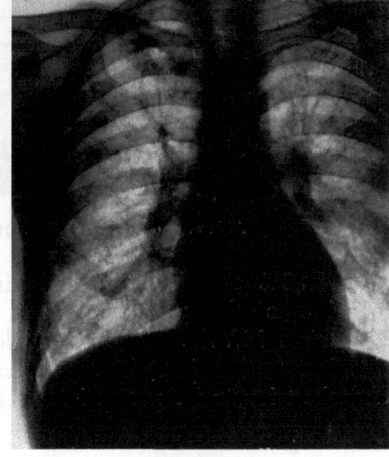

1. X. 1929.   2. III. 1931.
Abb. 8. Fall Kra.

Das Ergebnis der Nachuntersuchungen dieser 319 Frischlinge in den Jahren 1933 und 1934 war, daß von ihnen 258 = 80,9% noch keine, 61 = 19,1% leichte Anzeichen einer Silikose boten. Es mag nicht unerwähnt bleiben, daß darunter auch ein Fall ist, der bei der 1. Untersuchung schon ungewöhnlich ausgedehnte Lungenzeichnung aufwies und der trotzdem nach 5 Jahren noch keine Spur von Silikose hatte. Diese Einzelbeobachtung soll aber keineswegs der Anlaß sein, hinsichtlich der Anlegeuntersuchungen weniger kritisch als bisher vorzugehen. — Gerade diese sog. Frischlinge werden in der späteren Zeit von besonderem Interesse sein, da sie von ihrer ersten Anlegung an dauernd unter ärztlicher Kontrolle stehen und man daher an ihnen nicht nur die Entwicklung der Silikose, sondern auch insbesondere über die schwierige Frage der Beziehung und Häufigkeit der Tuberkulose im leichten Stadium der Silikose wird näheres erfahren können.

Unsere gemeinsamen Untersuchungen an Gesteinshauern des Ruhrgebiets, die in den Jahren 1929—1933 von uns vorgenommen wurden, haben also zusammenfassend folgendes ergeben:

1. Die Verbreitung der Silikose bei den noch tätigen Gesteinshauern ist gering. 88,27% der untersuchten 9807 Gesteinshauer hatten keine Sili-

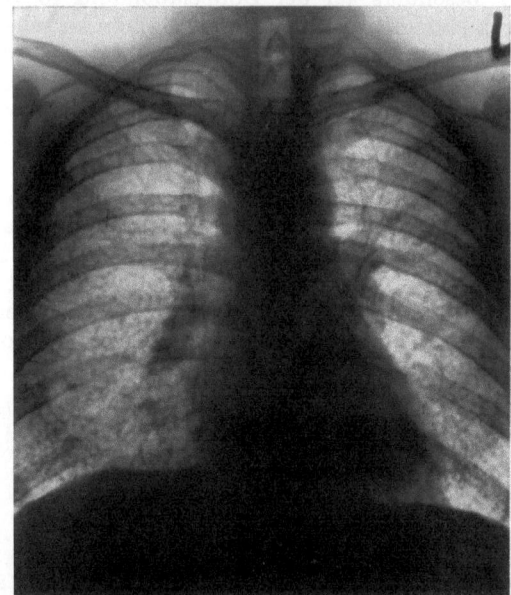

Abb. 9. Fall Kre. 14. XII. 1933.

kose, 10,6% eine leichte, 0,9% eine mittlere und 0,16% eine schwere Silikose.

2. Diese 11,7% Silikosen verteilen sich auf die einzelnen Zechen in recht verschiedener Weise. Die Ursache hierfür ist noch nicht geklärt.

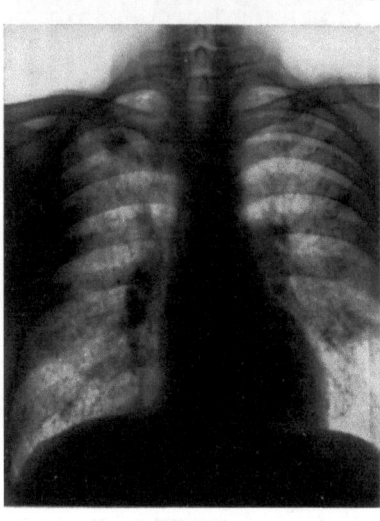 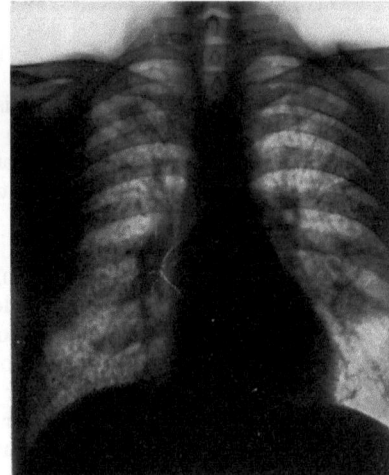

8. X. 1932.   20. II. 1934.
Abb. 10. Fall K.

3. Bis zur Entstehung einer leichten Silikose können 20 und mehr Arbeitsjahre vergehen; doch entwickeln sich an unserem Material etwa 50% der leichten Silikose in einem Zeitraum von 10 bis 15 Arbeitsjahren.

4. Die Entstehung der Silikose ist vom Lebensalter weitgehend unabhängig.

5. Da im Ruhrgebiet fast alle Gesteinsarbeiter mit genügend langer Tätigkeit wenigstens leichte silikotische Veränderungen bekommen, vermag sich der angeborene dispositionelle Faktor bei ihnen (wohl auch infolge der Auslese) nur hinsichtlich des Entwicklungstempos der Silikose auszuwirken.

6. Die Zahl der Fälle mit Arbeitswechsel ist zu gering, um schon etwas Bestimmtes über den Erfolg oder Nichterfolg des Berufswechsels hinsichtlich der Entwicklung der Silikose aussagen zu können. Es scheint aber notwendig, den Berufswechsel vorzunehmen, bevor das leichte Stadium der Silikose deutlich ausgesprochen ist.

7. Nach den Röntgenbildern erscheint es, daß dem Körnerstadium ein Zustand vorausgeht, der sich röntgenologisch als eine vermehrte maschenförmige Lungenzeichnung darstellt; doch darf diese nicht als nur der Silikose zugehörig betrachtet werden.

III. Teil: Untersuchungsergebnisse an schweren Silikosen.

Die vorstehenden Ausführungen wären nun nicht vollständig, wenn nicht die Fortentwicklung der Silikose ins 2. Stadium in dieser Arbeit berücksichtigt würde. Es sei hier aber ausdrücklich darauf hingewiesen, daß es sich in folgendem nicht um die Weiterentwicklung der in vorstehenden Ausführungen untersuchten Arbeiter handelt, sondern um solche, die bereits kürzere oder längere Zeit ihren Gesteinshauerberuf aufgegeben hatten und zum Teil auch schon längere Zeit berufsunfähig waren. Zweifellos würden unsere Ergebnisse der Tatsächlichkeit am nächsten kommen, wenn wir alle Gesteinshauer fortlaufend bis zu ihrem Tode kontrollieren könnten, was wir auch anstreben. Doch gehört dazu der Zeitraum eines Menschenalters.

Die Weiterentwicklung der Silikose sei hier nur kurz angedeutet[1]. Die Körner verschmelzen allmählich miteinander, sie schrumpfen und vollziehen dadurch eine Verzerrung nicht nur der angrenzenden Lungenteile, des Brustkorbes, sondern auch des Herzens. Letzteres zeigt sich bei dorsoventraler Strahlenrichtung auffallend schlank, und in den Lungen sieht man, von den schrumpfenden silikotischen Knoten ausgehend, Stränge nach dem Zwerchfell ziehen, die sich wie Regenstraßen ausnehmen. Diese durch die Schrumpfung der großen silikotischen Knoten entstehenden Veränderungen kennzeichnen das schwere Stadium der Silikose. Man kann also, wie R. das immer getan

---

[1] Wer sich näher dafür interessiert, möge R.s letzte Arbeiten über Silikose nachlesen: 1. Beiheft 10 zur Mschr. Unfallheilk., 2. Handbuch der gesamten Unfallheilkunde 2 von König-Magnus.

hat, nur zwischen 2 Stadien, einem leichten und einem schweren, unterscheiden. Das schließt natürlich nicht aus, eine quantitative Einteilung der Silikose vorzunehmen und von 3 Graden — leicht, mittel und schwer — zu sprechen, wobei aber zu berücksichtigen ist, daß zwischen leicht und mittel nur ein quantitativer, aber kein qualitativer Unterschied besteht. Sollte sich die Vermutung bestätigen, daß dem leichten Körnerstadium noch ein wabenartiges vorausgeht, dann läge die Berechtigung vor, wieder von 3 Stadien zu sprechen, nämlich 1. von einem Wabenstadium, das allerdings für die Silikose unspezifisch ist, 2. einem Körnerstadium und 3. von einem großknotigen Stadium mit Schrumpfungserscheinungen.

Die Einteilung in ein leichtes Stadium I und in ein schweres Stadium II geschieht also vom klinischen, vor allem röntgenologischen Standpunkt aus. Das schwere Stadium sagt daher darüber gar nichts aus, ob es sich hier auch um eine schwere Silikose im Sinne des Gesetzes handelt. Eine solche liegt dann vor, wenn die Silikose Insuffizienzerscheinungen von seiten der Lungen und des Herzens zur Folge hat. Gewiß sind dies vor allem Fälle des II. schweren Stadiums, aber nicht alle. Hin und wieder kommt es auch einmal vor, daß eine Silikose des I. (leichten) Stadiums eine schwere Staublungenerkrankung ist. Abgesehen von den katastrophalen Fällen, wo bei leichter Silikose durch Platzen einer Emphysemblase eine Gasbrust entsteht oder eine silikotische Lungenwurzeldrüse frühzeitig abscediert, in die Lunge einbricht oder ein größeres Gefäß arrodiert und so plötzlich zum Tode führt, ferner abgesehen von jenen Fällen, wo infolge mächtiger Hilusvergrößerung eine Ummauerung oder gar Verengerung der Lungengefäße, besonders der Lungenschlagader, zustandekommt, was eine erhebliche Mehrbelastung des rechten Herzens und dessen vorzeitige Erlahmung zur Folge hat, sind als schwer im Sinne des Gesetzes noch anzusehen jene ganz seltenen Fälle, wo im Körnerstadium die silikotischen Knötchen, besonders ausgiebig die kleinen arteriellen Gefäße umscheidet haben und dadurch ebenso, wie die eben genannte Ummauerung zu einer auf die Dauer unerträglichen Belastung des rechten Herzens führen. Gerade diese letzteren Fälle zu erkennen, stieß auf erhebliche Schwierigkeiten bzw. war klinisch bisher unmöglich. Heute besitzen wir aber im Elektrokardiogramm ein Mittel, diese übermäßige Herzbelastung zu erkennen. Ob durch die Messungen der Kammeranfangsschwankungen nach dem Vorschlag von Schlomka und Schultze ein wesentlicher Fortschritt in der frühzeitigen Erkennung dieser Mehrbelastung möglich ist, bleibt abzuwarten.

Ähnlich wie in den vorhergehenden Abschnitten haben wir nun an der Hand der von der Sektion II entschädigten Fälle mit schwerer Silikose, das Gesteinsalter (also nicht das Lebensalter) beim Beginn der schweren Silikose und ferner ihre Dauer zu bestimmen versucht. Schließlich wurde an etwa 500 Sezierten die Häufigkeit der Beteiligung der Tuberkulose festgestellt.

Die Tabelle 2 gibt Aufschluß darüber, wieviel von den zur Entschädigung gekommenen Fällen noch leben bzw. inzwischen verstorben sind.

Tabelle 2.

Jahr	Gesamtzahl der Fälle	Davon leben noch	Davon sind inzwischen gestorben
1929	992	361 = 36,39%	631 = 63,61%
1930	1371	776 = 56,6 %	595 = 43,4%
1931	730	489 = 66,99%	241 = 33,01%
1932	481	357 = 74,22%	124 = 25,78%
1933	282	228 = 80,85%	54 = 19,15%
	3856	2211	1645

Daß von denen, die 1929 zum erstenmal eine Rente erhielten, heute weniger am Leben sind, als von den folgenden Jahrgängen, ist ohne weiteres verständlich. Immerhin fällt der hohe Prozentsatz der Verstorbenen bei den 1929 erstmalig Entschädigten auf. Es ist möglich, daß daran der Umstand schuld trägt, daß in diesem Jahre die Entschädigung der schweren Silikose gesetzlich eingeführt und in diesem Jahre in erster Linie die Leistungen für Schwerkranke bevorzugt von der Berufsgenossenschaft festgestellt wurden. Zeichnet man die prozentuelle Sterblichkeit in den Jahren 1929 bis 1933 kurvenmäßig (Abb. 11) auf, so ergibt sich, daß aber schon vom Jahre 1931 ab eine rasche Steigerung der Mortalität eintritt, und es ist anzunehmen, daß, wenn wir in der Lage gewesen wären, die Mortalität von zwei früheren Jahrgängen festzustellen, die Kurvenspitze nahe an 100% herangereicht hätte.

An 493 an schwerer Silikose Verstorbenen wurde die Anzahl der Gesteinsjahre und das Lebensalter bis zum Eintritt der schweren Silikose sowie bis zum Tode berechnet und in Abb. 12 kurvenmäßig dargestellt. Als Beginn der schweren Silikose wurde jeweilig jener Zeitpunkt gewählt, von dem ab zum erstenmal Rente gewährt wurde. Es geht aus der Abbildung hervor, daß nach 5 Jahren 1,3%, nach 6—10 Jahren 10,8%, nach 11—15 Jahren 21,1%, nach 16—20 Jahren 34,7%, nach 21—25 Jahren 20,5%, nach 26—30 Jahren 9,8%, nach 31—35 Jahren 1,4%, nach 36—40 Jahren 0,2% der Gesteinsarbeiter eine schwere Silikose bekommen. Rechnerisch beträgt der Durchschnitt der Gesteinsjahre 18,3 Jahre. — Aus dem Umstand, daß die Anzahl der Gesteinsjahre an inzwischen Verstorbenen berechnet wurde, darf man nicht etwa den Schluß ziehen, daß sie bei den noch Lebenden erheblich höher ist, da ja vom Beginn der Rentengewährung ab eine Gesteinsarbeit nicht mehr verrichtet wird und es sich hier auch nicht etwa um zu besonderen Zwecken ausgesuchte Fälle handelt. Die fast gleichschenklige Gestalt sämtlicher 3 Kurven, von denen die ausgezogene Kurve das Gesteinsalter, die gestrichelte das Lebensalter beim Eintritt der schweren Silikose und die strichpunktierte das Lebensalter beim Tode von den 493 Fällen anzeigt, dürfte insofern nicht überraschen, als natürlich mit dem zunehmenden Alter erst eine Steigerung, dann eine Abnahme des Prozentgehalts der an schwerer Silikose Leidenden erfolgen muß. Die Distanz zwischen der Lebensalterkurve bei Beginn der schweren Silikose und der beim Tode, zeigt die Dauer der schweren Silikose bei diesen Verstorbenen, also bei den im ganzen schwerer verlaufenden Silikosen an. Die Berechnung ergibt eine Dauer von 4,12 Jahren. — Wir haben nun auch versucht, bei den günstiger verlaufenden Fällen von schwerer Silikose die Dauer der schweren Silikose an 100 Fällen zu berechnen, die heute 100% Rente beziehen. Es ergab sich als Durchschnittsdauer der schweren Silikose eine Zeitspanne von 5,2 Jahren. Berücksichtigt man, daß nach unserer Erfahrung die zu 100% arbeitsunfähigen Gesteinstaubkranken durchschnittlich noch 1 bis höchstens 2 Jahre leben, so käme als durchschnittliche Dauer der schweren Silikose bei den günstig verlaufenden Fällen rund 6—7 Jahre heraus.

Gestorben sind von 500 sezierten Fällen von Silikose fast sämtliche an Silikose oder Silico-Tuberkulose, nur 7 gingen an anderen Krankheiten zugrunde, und zwar 4 Fälle an Krebs (2 an Magenkrebs, 1 an Lungen- und 1 an Prostatakrebs), 3 weitere Fälle an Darmverschluß, perniziöser Anämie und Hirnblutung. Bei weiteren 4 schweren Silikosen fand sich einmal ein Nierenkrebs, ferner ein Zwölffingerdarmgeschwür, eine aufsteigende Nierenbeckenentzündung und eine Gallenblasenoperation, die jedoch wesentlich das Lebensende nicht verkürzt haben können, weshalb sie unter den Silikosen aufgeführt worden sind. Daß also Silikosekranke besonders häufig an Krebs, hauptsächlich an Lungenkrebs, leiden, wird jedenfalls durch unsere Statistik nicht bestätigt. — Von 493 Verstorbenen hatten 314 = 63,7% gleichzeitig eine Tuberkulose, 179 = 36,3% keine Tuberkulose. Diese Zahlen stimmen gut überein mit jenen, die ich vor 2 Jahren an einem Material von 329 Fällen gefunden habe. Es waren darnach 116 Fälle = 35% an Silikose und 213 Fälle = 65% an Silikose und Tuberkulose verstorben. Auf das Auftreten der Tuberkulose im leichten Stadium der Silikose und auf die Bedeutung der Tuberkulose bei der Silikose wird hier absichtlich nicht weiter eingegangen, da diese Fragen von Herrn Prof. Böhme und Dr. di Biasi behandelt werden. Es wurde aber versucht, die Häufigkeit der an Tuberkulose leidenden Silikotiker an den 314 Fällen zu bestimmen, welche eine E.V. von 50—100% aufwiesen. Wir möchten nicht unerwähnt lassen, daß der Diagnose der Tuberkulose bei bestehender Silikose außer-

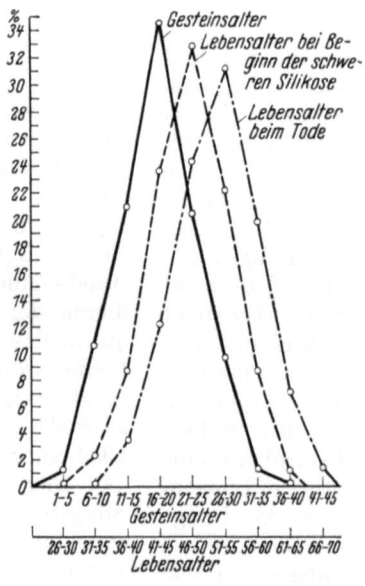

Abb. 12.

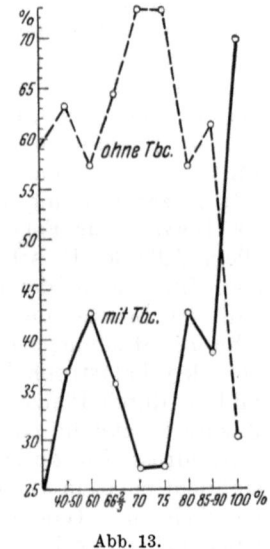

Abb. 13.

ordentliche Schwierigkeiten entgegenstehen, so lange keine Tuberkelbacillen nachweisbar sind und wir im Röntgenbild keine Höhlenbildungen finden. Das Ergebnis ist, daß das prozentuale Verhältnis der an Tuberkulose leidenden Silikotiker zweifellos infolge der diagnostischen Schwierigkeiten in weiten Grenzen, und zwar um eine mittlere Linie um 30—40%, schwankt, und zwar so lange, bis die Silikose eine E.V. von 90% erreicht hat. Alsdann nimmt die Tuberkulose überraschend zu, wie das aus der Kreuzung der Abb. 13 deutlich erkennbar ist. Für denjenigen, der öfters mit schweren Silikosen zu tun hat, ist es auch eine Erfahrungstatsache, daß gerade gegen Ende des Lebens aus einer bisher geschlossenen, plötzlich eine offene und besonders rasch vorwärtsschreitende exsudative Tuberkulose wird. Nur 30% sterben schließlich an reiner Silikose, und zwar am Versagen des Herzens.

Die Ergebnisse, gewonnen an dem Material der Sektion II der Knappschaftsberufsgenossenschaft, d. h. an Gesteinshauern, die bereits die Gesteinsarbeit aufgegeben haben, sind daher kurz folgende:

1. Die Einteilung in leichte und schwere Silikose deckt sich weitgehend mit den juristischen Begriffen nichtschwere Silikose und schwere Silikose.

2. Unter den leichten Silikosen gibt es eine verhältnismäßig seltene Gruppe, die besonders das Gefäßsystem schädigt und daher frühzeitig zu einer Erlahmung des Herzens führt.

3. Bis zur Entstehung einer schweren Silikose ergab sich aus rund 500 Fällen eine durchschnittliche Gesteinsarbeitszeit von etwa 18,3 Jahren.

4. Die Lebensdauer der an schwerer Silikose Leidenden betrug bei diesem Material vom Beginn der schweren Silikose an gerechnet, etwa 6—7 Jahre.

5. Der Tod bei schwerer Silikose erfolgte bei einem Material von 493 Fällen in 37% an reiner Silikose infolge Herzlähmung, in 63% an der begleitenden Tuberkulose.

Lochtkemper, Düsseldorf: **Fragen zu „Verlauf der Silikose und ärztliche Maßnahmen für ihre Verhütung".** Meine Stellungnahme zur Frage der Entstehung und Entwicklung der Silikose stützt sich auf ein umfangreiches Anschauungsmaterial aus der Begutachtungspraxis und vor allem aus den Ergebnissen systematischer Reihenuntersuchungen (Studien über Staublunge, Lochtkemper-Teleky, Arch. Gewerbepath. 3, H. 3; 4; 5) von Beschäftigten aus Rußfabriken, Betrieben der Graphittiegelerzeugung, der Quarzsteinbrüche, der Quarzmühlen, der Sandstrahlgebläse, Scheuerpulvererzeugnisse, Sand- und Mörtelwerke, Muschelkalkwerke, Grauwacke-Steinbrüche, Grauwacke-Sandsteinbrüche, Basaltsteinbrüche und Betrieben feuerfester Steine und der Tonröhrenerzeugung. Die Ergebnisse, die sich stützten auf die klinisch-röntgenologischen Untersuchungen, auf Staubauszählungen und teilweise auf petrographische Untersuchungen des Materials überzeugten, daß der prozentuale Gehalt des eingeatmeten Staubes an freier Kieselsäure und die Größe der in bestimmter Zeit aufgenommenen Quarzmenge für die Entstehung der Silikose, für die Eigenart des Röntgenbildes von entscheidender Bedeutung sind. Wohl zeigt sich, daß jeder, auch vollkommen quarzfreie Staub zu Lungenveränderungen führt, wenn die Einatmung des Staubes genügend intensiv und genügend lang fortgesetzt wird. Veränderungen, die das Bild der Silikose charakterisieren, finden sich immer nur nach Einatmung von quarzhaltigem Staub. Die Bilder lassen auch die Verschiedenheit und Eigenart biologischer Einwirkungen verschiedener Staubarten erkennen. Eine infektiöse Mitwirkung, speziell der Tuberkulose, ist für die Fortentwicklung nicht entscheidend. Neben noch nicht klar erkannten Ursachenkomponenten ist die chemische oder chemisch-physikalische Wirkung des Quarzstaubes auf das Lungengewebe wesentlich mit entscheidend. Die Löslichkeit des eingeatmeten Staubes spielt für die Entstehung sicherlich eine nicht geringe Rolle. Hierauf deuten vor allem die Bilder mit reaktiven Veränderungen nach Einatmung von quarzfreiem Staub und nach Einatmung von Staub mit gebundener Kieselsäure (Silikate).

Offen bleibt aber immer noch das Problem, warum Menschen, die augenscheinlich genau derselben Gefährdung mit Staub mit freier Kieselsäure ausgesetzt sind, in verschiedenen Graden erkranken. Hier spielt neben anderen Faktoren eine individuelle Disposition, die verschiedene Empfänglichkeit und Reaktionsfähigkeit des Organismus eine Rolle. Eine Bevorzugung besonderer Konstitutionstypen ist nicht zu beobachten.

Ein weiteres Moment, das bisher weniger betont wurde, bedarf der besonderen Erwähnung. Es muß berücksichtigt werden, wie verschieden, selbst unter scheinbar gleichen äußeren Bedingungen, die tatsächliche Gefährdung der einzelnen sein kann. Betriebsart und das zu verarbeitende Material muß genauestens differenziert werden. Man darf nicht auf Krankenkassenstatistiken bestimmter Betriebe, bei denen eine Trennung der Arbeiter nach Betriebsabteilungen nicht möglich ist, Rückschlüsse ziehen auf die Betriebsgefährdung des Gesamtbetriebes. Ich erwähne z. B.

die Fabriken feuerfester Steine, welche Chamottesteine und Quarz-Chamottesteine, basische Steine und halbsaure Steine verarbeiten. Arbeiter, die ausschließlich basische Steine herstellen, zeigten auch nach längerer Arbeitszeit keine deutlichen Erscheinungen von Silikose, wohl pneumonokoniotische Veränderungen, andere, die ausschließlich oder nebenher saure bzw. halbsaure Steine verarbeiteten, bieten typische Veränderungen im Sinne der Silikose.

In diesem Zusammenhang sei erwähnt, daß bei den eingehenden systematischen Untersuchungen keinerlei Unterschiede in der Schnelligkeit des Auftretens schwerer Staublungenveränderungen zu erkennen sind, die abhängig wären von der chemischen Natur der Beimengung zum Quarzstaub, sie haben aber deutlich die Abhängigkeit von der Menge des eingeatmeten Quarzstaubes gezeigt. Es gibt keine Substanz, die gleichzeitig vorher oder nachher eingeatmet, die Wirkung des Quarzes auf das Lungengewebe in praktisch in Betracht kommender Weise zu verstärken oder abzuschwächen vermag. Quarzstaub mit einem Alkalizusatz wirkt nicht nennenswert stärker als gewöhnlicher Quarzstaub, Quarzstaub, dem Ton beigemischt ist, nicht schwächer als gewöhnlicher oder mit Alkali versetzter Quarzstaub.

Bei der Beurteilung der obenerwähnten Betriebsart ist zu berücksichtigen, daß Quantität des eingeatmeten Quarzstaubes von der Bearbeitungsart abhängig ist, so kann ein stark quarzhaltiges Material solange Anlaß zu nur geringen gesundheitlichen Schädigungen geben, als es infolge der Art seiner Bearbeitung nicht Anlaß zu starker Staubentwicklung gibt. Die Verhältnisse werden sofort andere, wenn durch Einführung anderer Arbeitsmethoden — Preßlufthammer — Preßluftbohrer, Brecherwerke — die erzeugte Staubmenge erheblich zunimmt. So können andererseits die Staubeinatmung verringernde Arbeitsmethoden z. B. bei Einfüllung von Scheuerpulver die Gefährdung verringern.

Die Zeitspanne, die notwendig ist, um Steinstaubveränderungen wesentlich hervorzurufen oder zu verschlimmern, wird meist als zu weit angegeben. Überwachungsuntersuchungen zeigen je nach Betriebsart und prozentualem Gehalt des kieselsäurehaltigen Staubes Arbeitszeiten von einem Jahr bis zu Jahrzehnten. Standardzahlen können für keine Berufsgruppe angegeben werden, da, wie erwähnt, Komponenten verschiedener Art von Bedeutung sind.

Bezüglich der ärztlichen Maßnahmen zur Verhütung der Silikose ist zu sagen, daß vor allem mit allen technischen Mitteln versucht werden muß, das Eindringen von Quarzstaub in die Atemluft zu verhüten. Diese Mittel und Methoden anzugeben, ist Sache der Techniker. Es bleibt nach Durchführung der Verbesserungsmethoden die ärztliche Nachprüfung durch Untersuchungen der Beschäftigten notwendig, um einen Anhaltspunkt für die ausreichende Wirksamkeit der technischen Verbesserungen zu bekommen. Nachprüfungen durch Staubzählungen sind zu empfehlen. Es muß gefordert werden, daß alle Arbeiter in Betrieben, in denen Gelegenheit zur Einatmung von Quarzstaub gegeben ist, vor der Anstellung untersucht und später ärztlich überwacht werden, und zwar immer unter Zuhilfenahme von Röntgenaufnahmen. In besonders hochgefährdeten Betrieben, in denen ein ausreichender Gesundheitsschutz zur Zeit praktisch nicht durchführbar ist, muß in Abständen von 1—2 Jahren ein Arbeitswechsel angeordnet werden.

Für die sachverständigen Ärzte ist bei der Überwachung zur rechtzeitigen Auslese nicht unwichtig, anamnestisch darnach zu fahnden, ob Familienmitglieder, Väter oder Brüder, die vielfach in demselben Staubberuf arbeiten, an Staublunge erkrankt sind.

Anschließend sprach Professor Dr. G. Lehmann-Dortmund (Kaiser Wilhelm-Institut für Arbeitsphysiologie) über: **Die Bedeutung des Staubbindungsvermögens der Nase für die Entstehung der Lungensilikose.** Seine Ausführungen sind im wesentlichen in der Arb.physiol. 8, H. 2, 218ff. erschienen, so daß von einer Veröffentlichung an dieser Stelle abgesehen werden kann.

Tuberkulose und Silikose.
Häufigkeit der Tuberkulose in steinstaubgefährdeten Berufen.
Von A. Böhme, Bochum.

Die hohe Tuberkuloseesterblichkeit in den Berufen, die der Einatmung kieselsäurereichen Staubes ausgesetzt sind, ist seit langem bekannt. Während die Tuberkuloseesterblichkeit der englischen Arbeiter im Durchschnitt 21 auf 10000 Lebende betrug, erreichte sie bei den Arbeitern der gefährdeten Industrien folgende Werte:

```
Quarzitbrüche . . . . . . . 223
Zinnbergwerke . . . . . . . 176
Metallschleifer . . . . . . . 152
Sandsteinmetzen . . . . . . 137
Austral. Goldbergwerke . . . 127
Granitindustrie . . . . . . . 57
```

Deutsche statistische Erhebungen früherer Jahre sprechen ebenfalls meist für eine erhöhte Tuberkuloseesterblichkeit der steinstaubgefährdeten Berufe, wenn auch die Sterblichkeitszahlen weit hinter den englischen zurückbleiben.

So fand Teleky bei den Schleifern in Solingen eine Tuberkuloseesterblichkeit von 29,9 gegenüber 14,7 der gesamten dortigen männlichen Bevölkerung, in Remscheid 97,6 gegenüber 17 der dortigen männlichen Bevölkerung.

Vollrath fand bei den Porzellanarbeitern in Rudolstadt eine Tuberkuloseesterblichkeit von 24 gegenüber 16 der dortigen Bevölkerung, in Meiningen von 57 gegenüber 20.

Koelsch errechnete bei Porzellanarbeitern in verschiedenen bayrischen Bezirken eine Tuberkuloseesterblichkeit zwischen 23,7 und 96,2, während die Tuberkuloseesterblichkeit der Gesamtbevölkerung zwischen 24 und 29 lag. In einzelnen statistischen Erhebungen konnte allerdings gerade in der Porzellanindustrie keine wesentliche Übersterblichkeit an Tuberkulose aufgedeckt werden. Dabei ist aber zu berücksichtigen, daß nach der Art ihrer Beschäftigung nur etwa die Hälfte der Arbeiter in Porzellanfabriken einer stärkeren Staubschädigung ausgesetzt ist. Die Verhältnisse liegen also in dieser Hinsicht günstiger als bei Schleifern, Gesteinshauern, Steinmetzen, bei denen annähernd alle Arbeiter gefährdet sind.

Aus den Statistiken von Vollrath und Koelsch geht weiter hervor, daß neben der Staubschädigung die wirtschaftliche und hygienische Lage der Arbeiter und der Grad der Durchseuchung der Bevölkerung mit Tuberkulose von erheblicher Bedeutung sind.

Bei ungünstiger wirtschaftlicher Lage einer staubgefährdeten Berufsgruppe steigt die Tuberkulosesterblichkeit an, ebenso bei stärkerer Durchseuchung der Gesamtbevölkerung. Bei sehr geringer Tuberkulosedurchseuchung der Bevölkerung kann umgekehrt selbst die schwere Silikose meist frei von Tuberkulose sein, wie die Beobachtungen von Mascher an silikosekranken Quarzmühlenarbeitern in Schweden zeigen.

Gegen die an der Hand früherer Sterbelisten gewonnenen statistischen Ergebnisse läßt sich einwenden, daß in ihnen nicht zwischen Staublunge und Tuberkulose unterschieden wird, daß also die Sterbezahlen an Tuberkulose zu hoch erscheinen können infolge Einbeziehung von reinen Staublungenerkrankungen. Und zweitens birgt die bekannte Ungenauigkeit der Krankheitsbezeichnung auf den Totenscheinen erhebliche Fehlerquellen in sich.

Es haben uns aber die letzten 10 Jahre eine Reihe genauer Erhebungen gegeben, die auf Grund sorgfältigster, langdauernder ärztlicher Beobachtung der einzelnen Kranken gewonnen wurden und meist aus Tuberkulose-Fürsorgestellen stammen. Solche einwandfreien Statistiken sind z. B. von Kreuser für die Steingutarbeiter von Merzig aufgestellt worden, bei denen er eine Tuberkulosesterblichkeit von 44 gegenüber 17,7 bei anderen dortigen Arbeitern fand. Ickert und Redeker stellten bei den Mansfelder Bergarbeitern eine Tuberkulosesterblichkeit von 36,5 gegenüber 15,4 bei der dortigen Gesamtbevölkerung fest.

Hofbauer-Flatzeck fand in dem Porzellanindustrieort Selb eine Tuberkulosesterblichkeit von 26,5. 61% der an Tuberkulose Verstorbenen hatten gleichzeitig Silikose. Zieht man diese 61% ab, so bleibt nur eine Sterblichkeit übrig, die kaum über dem Reichsdurchschnitt von 9 liegt. Hofbauer-Flatzeck bezieht daher die Übersterblichkeit ganz auf die Schädigung durch die Silikose.

Es ist dringend zu wünschen, daß uns von Lungenfürsorgestellen noch weitere Beiträge zu diesen Fragen geliefert werden.

Untersuchungen an lebenden Arbeitern ergeben ähnliche Bilder. Bei älteren Gesteinshauern (Invaliden) im Ruhrgebiet fand ich 3—4mal so häufig eine offene Tuberkulose wie bei Kohlenhauern des gleichen Alters. Es sei bei dieser Gelegenheit besonders betont, daß Erhebungen über die Häufigkeit einer bestimmten Erkrankung in einem Berufe nur dann ein zuverlässiges Bild geben können, wenn sie nicht nur die Arbeitenden, sondern auch die Invaliden umfassen.

Middleton konnte bei Schleifern mit mehr als 15jähriger Tätigkeit in 6—12% sichere Tuberkulose nachweisen.

Die Tierversuche von Gardner, Joetten und Arnoldi zeigen ebenfalls, daß bei gleichzeitiger oder folgender Quarzstaubinhalation unterschwellige Tuberkuloseinfektionen in der staubgeschädigten Lunge sich festsetzen und zu schwerer Tuberkuloseerkrankung führen.

Aus den statistischen Erhebungen, wenn sie auch noch sehr der Ergänzung bedürfen, geht einmal die starke Verbreitung der Tuberkulose in den steinstaubgefährdeten Berufen hervor, dann aber noch eine andere Tatsache: das starke Anschwellen der Tuberkulosesterblichkeit in den höheren Altersklassen. Die Zahlen von Teleky und Lochtkemper über die Tuberkulosesterblichkeit in den verschiedenen Lebensaltern bei den Solinger Schleifern und der übrigen männlichen Bevölkerung zeigen das sehr deutlich. Während im 3. Jahrzehnt die Tuberkulosesterblichkeit bei beiden Gruppen gleich ist, ist sie in den folgenden Jahrzehnten bei den Schleifern stets etwa $2^1/_2$—4fach so hoch wie bei der übrigen Bevölkerung. Diese Tabelle (s. Tabelle 1) widerlegt gleichzeitig ein früher nicht selten gehörtes Urteil, daß nämlich die Silikose einen günstigen Einfluß auf die Tuberkulose ausübe, da sie ja das Sterbealter wesentlich heraufsetze. Die Zahlen zeigen demgegenüber, daß bei gleichzeitiger Jugendsterblichkeit an Tuberkulose in den späteren Jahrzehnten unter dem Einfluß der Steinstaubeinatmung Menschen an Tuberkulose erkranken und sterben, die sonst von dieser Krankheit verschont geblieben wären. Da sie erst spät an Tuberkulose erkranken, können sie naturgemäß erst im höheren Alter daran sterben. Nur wenn die Gesamtsterblichkeit an Tuberkulose in einem staubgefährdeten Berufe nicht größer wäre als in der übrigen Bevölkerung, könnte aus einer Heraufsetzung des Todesalters der Schluß gezogen werden, daß die Silikose den Verlauf der Tuberkulose günstig beeinflusse.

Tabelle 1. Tuberkulosesterblichkeit auf 10 000 Lebende in Solingen.

Alter	21—30	31—40	41—50	51—60	61 bis	zus.
Männliche Bevölkerung	12,1	8,5	11,7	24,9	26,6	14,7
Schleifer	12,2	20,8	43,9	67,6	95,2	29,9

Entwicklung und Verlauf der Tuberkulose bei gleichzeitiger Silikose.

Bei fortlaufender klinischer und röntgenologischer Beobachtung steinstaubgefährdeter Arbeiter läßt sich der Entwicklungsgang der Tuberkulose in der silikotischen Lunge mitunter deutlich erkennen.

Die Gesteinshauer des Ruhrkohlengebietes eignen sich für derartige Untersuchungen besonders gut, da sie vor Beginn ihrer Tätigkeit ärztlich untersucht und nur dann eingestellt werden, wenn sie sich als gesund und tuberkulosefrei erweisen.

Bei Röntgenuntersuchungen von Gesteinshauern mit feinfleckiger Silikose begegnen wir gelegentlich Bildern, die neben der feinen silikotischen Fleckung einseitige runde Herde aufweisen, meist im Infraclaviculargebiet, wie wir sie sonst als Frühinfiltrate bezeichnen. Sie pflegen jedoch beim Silikosekranken keine klinischen Symptome hervorzurufen, wie es Frühinfiltrate sonst oft tun: Gewichtsabnahme, Nachtschweiße, Mattigkeit, Fieber fehlen zunächst, wohl als Folge der Verlegung der Abflußbahnen durch die Silikose, auch ein Katarrh ist nicht festzustellen.

Ebenso ist die Senkungszeit der roten Blutkörperchen anfangs oft normal. Trotzdem heilen diese Herde nicht aus, sondern schreiten fort, wenn auch langsam, und führen oft zu sehr ausgedehnten Verdichtungen, die anatomisch sich meist als eine innige Mischung silikotischen Gewebes mit kleinen tuberkulösen Herden erweisen (Tuberkulosilikose). Schließlich aber pflegen diese tuberkulo-silikotischen Schwielen unter Bildung zentraler, oft sich rasch vergrößernder Höhlen und Ausscheidung bacillenhaltigen Auswurfs zu zerfallen. Von diesem Augenblick an beherrscht die Tuberkulose das Krankheitsbild. Es kommt zur Entwicklung zahlreicher tuberkulöser Aspirationsherde, besonders in den von der Silikose weniger befallenen Lungenabschnitten und nicht selten auch zur tuberkulösen Erkrankung der Luftröhre, des Kehlkopfs, mitunter auch des Darmes (s. Böhme, Beitr. Klin. Tbk. 84).

Größere tuberkulo-silikotische Schwielen können sich auch in den Lungen entwickeln, die sonst nur geringe silikotische Veränderungen zeigen. Es scheint, als ob sich in diesen Fällen der Gesteinsstaub vorwiegend dort niederschlägt, wo bereits durch geringe tuberkulöse Herde Gewebsveränderungen bedingt waren. Es sei hierbei auf die Beobachtungen von Giese verwiesen, nach denen sich chemisch in den tuberkulösen Hilusdrüsen eine Anreicherung von Kieselsäure nachweisen läßt, selbst wenn in der Lunge keine silikotischen Verdichtungen sich gebildet haben.

Gegenüber diesen sehr chronisch verlaufenden Formen mit tuberkulo-silikotischen Schwielen kann mitunter ein tuberkulöser Herd in der silikotischen Lunge von vornherein, ohne daß es zur Bildung größerer tuberkulo-silikotischer Schwielen kommt, zum Zerfall neigen, so daß dann das tuberkulöse Geschehen mit all seinen Begleiterscheinungen frühzeitig in den Vordergrund tritt. Solchen Formen begegnet man besonders häufig dann, wenn die Steinstaubgefährdung sehr stark war und die Silikose sich schon nach wenigen Jahren entwickelte (Sandstrahlbläser, Scheuerpulverarbeiter).

Der infraclaviculär gelegene Verdichtungsherd ist bei Silikose eine häufige Entwicklungsform der Tuberkulose, aber nicht die einzige. Manchmal entwickelt sich eine fortschreitende Tuberkulose in der silikotischen Lunge von älteren Spitzenherden aus.

Bei einer anderen Gruppe von Erkrankungen wieder ist anzunehmen, daß eine alte zur Ruhe gekommene disseminierte Tuberkulose unter der Gesteinsstaubeinwirkung aufflackert und so an zahlreichen Stellen gleichzeitig zur Bildung von Verdichtungsherden führt, bei denen oft um ein käsiges tuberkulöses Zentrum herum ein silikotischer Wall zu finden ist oder tuberkulöses und silikotisches Gewebe in fast allen Herden gemischt ist.

Bei unseren vor der Einstellung ärztlich untersuchten Gesteinshauern selten, in der Porzellanindustrie wohl häufiger, trifft man Formen an, bei denen zu der bereits länger bestehenden aktiven Lungentuberkulose die Silikose sich später hinzugesellt und sich oft vorwiegend im Gebiete der tuberkulösen Veränderungen lokalisiert. Der cirrhotische Charakter der Tuberkulose wird dadurch wohl noch ausgeprägter. Eine günstige Wirkung der Silikose auf den Verlauf der Tuberkulose scheint mir aber auch hier bisher nicht sicher nachgewiesen. Immerhin nimmt die Tuberkulokoniose der Porzellanarbeiter vielleicht eine Sonderstellung ein, die von der abweichenden Zusammensetzung des eingeatmeten Staubes abhängen könnte.

Wir können, wie oben ausgeführt, in der feinfleckig-silikotischen Lunge die gleichen Entwicklungsformen der Tuberkulose finden wie sonst, und zwar vom infraclaviculären Herd aus, von einer chronischen Spitzenaffektion aus oder als verstreutherdige Erkrankung. Der Verlauf der Tuberkulose unterscheidet sich aber bei gleichzeitiger Silikose meist durch die Bildung tuberkulosilikotischer Schwielen und jahrelanges Zurücktreten der klinischen Tuberkulosesymptome.

Hat die Staublungenerkrankung bereits das ausgesprochene 3. Stadium erreicht, so ist der Augenblick des Hinzutretens einer Tuberkulose und ihre Ausdehnung oft sehr viel schwerer festzustellen. Die stärkere Durchsetzung der Lunge mit silikotischen Herden erschwert die Erkennung einer hinzutretenden Tuberkulose im Röntgenbilde sehr stark, und klinische Symptome pflegt, wie bereits erwähnt, die Tuberkulose erst zu machen, wenn sie weiter fortgeschritten ist. Meines Erachtens gehen dem Manifestwerden der Tuberkulose bei der Silikose 3. Grades oft Jahre voraus, in denen sie völlig latent verläuft, auch röntgenologisch nicht sicher zu erkennen ist. Hierfür spricht besonders die Tatsache, daß Verimpfung von Auswurf solcher Kranker an Meerschweinchen nicht selten jahrelang vor dem Auftreten tuberkulöser Krankheitserscheinungen positiv ausfällt. Oft genug mag die Tuberkulose schon im 1. oder 2. Stadium vorhanden gewesen sein. Eine Abgrenzung zwischen tuberkulösem und silikotischem Geschehen ist während des Lebens in vielen vorgeschrittenen Fällen kaum möglich. Die Tuberkulose ist bei der Silikose 3. Grades jedenfalls viel häufiger als sie klinisch erkannt wird. Wätjen fand doppelt so häufig eine aktive Tuberkulose bei der Autopsie silikotischer Lungen, wie sie klinisch festgestellt war; meine eigenen Erfahrungen decken sich damit.

Aber auch der anatomische Befund erlaubt bei ausgedehnten Verdichtungen nicht immer eine scharfe Trennung zwischen Silikose und Tuberkulose. Schulze fand mikroskopisch Tuberkelbacillen in silikotischen Schwielen, ohne daß das Gewebe die Zeichen der tuberkulösen Reaktion erkennen ließ. Und bei der Verimpfung silikotischen Schwielengewebes an Meerschweinchen konnten Husten, Böhme und Lucanus, Strachan und Simson mitunter Tuberkelbacillen nachweisen, ohne daß anatomisch tuberkulöse Veränderungen nachzuweisen waren. Eigene Züchtungsversuche auf künstlichem Nährboden bestätigten den Ausfall der Tierversuche. Danach ist anzunehmen, daß bei der Entstehung größerer Staubschwielen dem Tuberkulosebacillus oft eine große Rolle zukommt. Tuberkulose und Staubinduration zusammen bilden hier oft eine völlige Krankheitseinheit. Trotzdem möchte ich annehmen, daß auch ohne Mitwirkung des Tuberkelbacillus größere silikotische Schwielen gelegentlich entstehen können. Dafür spricht, daß in manchen Fällen schwieliger Silikose die Verimpfung von Lungengewebe an Meerschweinchen und der Züchtungsversuch negativ ausfallen und besonders der Befund Gardners, daß bei genügend langer Beobachtung auch bei Tieren durch Einatmung kieselsäurehaltigen Staubes eine grobknotige Silikose ohne Mitwirkung von Tuberkelbacillen entstehen kann.

Der Verlauf einer offenen Tuberkulose bei Silikose 2. und 3. Grades ist fast immer ungünstig. Meine eigenen Erfahrungen stimmen mit den südafrikanischen und denen von Hofbauer-Flatzeck darin überein, daß die Kranken mit offener Tuberkulose und Silikose rascher sterben als gleichaltrige mit Silikose allein. Der Verlauf ist ungünstig trotz des zunächst meist cirrhotischen Charakters der Tuberkulose bei Silikose, denn diese cirrhotische Tuberkulose kommt nicht zum Stillstand, sondern dehnt sich weiter aus und zerfällt schließlich. Bei nur leichter und nicht fortschreitender Silikose sieht man eine hinzutretende Tuberkulose dagegen mitunter zur Ausheilung kommen.

Wünschenswert wäre eine Feststellung über die Häufigkeit der Tuberkulose bei den verschiedenen Silikosestadien. Da mir vorwiegend Kranke bzw. Schwerkranke vor Augen kommen, so ist in meinen Beobachtungsreihen auch die Zahl der mit Tuberkulose verbundenen Silikoseerkrankungen sehr groß, und zwar in allen Stadien, aber bei der Eigenart des Beobachtungsmaterials dürfen daraus keine allgemeinen Schlüsse gezogen werden. Mehr Aufschluß gibt folgende Übersicht: Die Silikosekranken der verschiedenen Stadien, die tuberkulosefrei zur Kenntnis kamen, wurden weiter verfolgt, um festzustellen, wie häufig bei ihnen im Laufe der Jahre sich eine Tuberkulose dazugesellt. Bei dieser Art der Erhebung fand ich, daß anfangs tuberkulosefreie Silikosen 1. Grades in 6%, solche des 2. Grades in 20% im Laufe der Jahre eine offenkundige Tuberkulose aufwiesen, bei denen des 3. Grades die überwiegende Zahl der Fälle.

Ich glaube, ebenso wie die südafrikanischen Forscher, Hofbauer u. a. daraus folgern zu müssen, daß nicht nur die Silikose 3., sondern auch die Silikose 2. Grades eine ausgesprochene Disposition zur Tuberkuloseerkrankung abgibt. Für die Silikose 1. Grades wage ich keine sicheren Schlüsse aus der obigen Statistik zu ziehen. Man muß sich aber erinnern, daß oft schon in der Lunge mit beginnender Silikose Mengen von Gesteinsstaub sich befinden, die völlig ausreichen, im Laufe der Jahre eine Silikose schwerster Form hervorzurufen, ohne daß es neu hinzukommenden Staubes bedürfte. Und man wird wohl annehmen dürfen, daß gerade in solchen Fällen auch eine beginnende Silikose schon eine erhöhte Disposition zur Tuberkulose abgeben kann, eine Vorstellung, die auch von May geteilt wird.

Tritt eine Tuberkulose in der silikotischen Lunge frühzeitig auf und nimmt sie einen raschen Verlauf, so wird sie häufig zum Tode führen, ehe das „schwere" Stadium der Silikose erreicht ist. Befällt sie die silikotische Lunge erst später oder in etwas milderer Form, so kann auch die Silikose sich inzwischen bis zum schwersten Stadium entwickelt haben.

Im Einzelfall mag es manchmal schwierig sein, zu entscheiden, ob die Tuberkulose eine Folge der Silikose ist oder auch ohne sie hätte auftreten können. Das gilt besonders für Gegenden, in denen die Tuberkulose sehr verbreitet ist, wie in manchen Bezirken der Porzellanindustrie. Bei unseren hiesigen Gesteinshauern, die gesund und ohne Tuberkulose ihre Arbeit aufnehmen, dürfte es schon aus statistischen Gründen sicher sein, daß in der weit überwiegenden Mehrzahl der Fälle die im späteren Lebensalter auftretende Tuberkulose bei gleichzeitiger Silikose erst deren Folge ist, wenn man auch zugeben muß, daß ein kleiner Teil der Arbeiter vielleicht auch ohne Silikose die Tuberkulose hätte bekommen können.

Die Silikose ebnet dem Tuberkelbacillus den Weg und schafft damit neue Ansteckungsherde. Die Tuberkulose kann andererseits den Ausgangspunkt für die Ablagerung von Gesteinsstaub bilden und begünstigt das rasche Fortschreiten der Staubschwielenbildung. So ist der Kampf gegen die Tuberkulose in den staubgefährdeten Berufen zugleich ein Kampf gegen den rasch fortschreitenden Charakter der Staublungenerkrankung, der Kampf gegen die Silikose zugleich ein Kampf gegen die Verbreitung der Tuberkulose. Beide müssen wir bekämpfen, wenn wir der Staublungenerkrankung, die in ihren schwereren Formen meist eine Vereinigung von Tuberkulose und Silikose ist, Herr werden wollen.

Literatur: Böhme, Prognose der Staublungenerkrankung. Beitr. Klin. Tbk. 84, H. 1 u. 2 (1933). — Böhme u. Lucanus, Verlauf der Staublungenerkrankung bei den Gesteinshauern des Ruhrkohlengebietes. Berlin: Julius Springer 1930. — Gardner, Silikosekonferenz in Johannesburg. Genf 1930 — J. ind. Hyg. 14, Nr 1 (1932). — Hofbauer-Flatzeck, Tuberkulose 1931, Nr 5. — Husten, Staublungenerkrankung der Bergleute im Ruhrkohlenbezirk. Jena: G. Fischer 1931. — Ickert, Staublunge und Staublungentuberkulose. Berlin 1928. — Joetten u. Arnoldi, Gewerbestaub und Lungentuberkulose. Berlin 1927. — Koelsch, Beitr. Klin. Tbk. 42, H. 2 (1919). — Kreuser, Beitr. Klin. Tbk. 63, H. 4 u. 5 (1926). — Lochtkemper, Staublunge und Staublungentuberkulose im Sinne des Gesetzes und der Rechtsprechung. Beitr. Klin. Tbk. 78 (1931). — Mascher, Beitr. Klin. Tbk. 73, 388 (1930). — May, Beitr. Klin. Tbk. 74. — Schulze, Arch. Gewerbepath. 5, H. 1. — Strachan u. Simson, Silikosekonferenz in Johannesburg. Genf 1930. — Teleky, Lochtkemper, Rosenthal-Deussen u. Derdack, Staubgefährdung und Staubschädigung der Metallschleifer. Arb. u. Gesdh. 1928, H. 9. — Vollrath, Beitr. Klin. Tbk. 47 (1921). — Wätjen, Arch. Gewerbepath. 4.

Tuberkulose und Silikose.

Von Dr. W. di Biasi, Bochum.

Die folgenden Ausführungen über das Thema Tuberkulose und Silikose gründen sich nur auf Erfahrungen an einer großen Zahl zu Begutachtungszwecken vorgenommener Leichenöffnungen von Bergleuten des Ruhrkohlengebietes. Erfahrungen an Staublungen anderer Bergbaugebiete oder anderer Berufsgruppen standen nur in geringerem Umfang zur Verfügung. Besondere Untersuchungen von Einzelfragen konnten aus äußeren Gründen bisher nicht ausgeführt werden. Entsprechend der bisher herrschenden Ansicht wird im folgenden die Bezeichnung „Silikose" gebraucht.

Bei der Erörterung der Beziehungen zwischen Silikose und Tuberkulose stehen zwei Fragen im Vordergrund, erstens die, ob es eine reine, ohne Mitwirkung der Tuberkelbacillen entstehende knotige Silikose gibt, zweitens bejahendenfalls die, wie sich das Zusammentreffen von Silikose und Tuberkulose gestaltet, ob die Silikose das Auftreten einer Tuberkulose begünstigt und welches etwa die Gründe dafür sind.

In der ersten Frage sind wir jetzt wie auch früher der Ansicht, daß es eine reine Silikose gibt, die sich ohne Mitwirkung einer Tuberkulose von den kleinsten bis zu den größten schwieligen Veränderungen entwickeln und auch zum Tode führen kann. Die andere Ansicht, daß jede schwielige Staublunge eigentlich eine Staublungentuberkulose sei, wurde früher von südafrikanischen Forschern und in Deutschland von Ickert und Huebschmann und in den letzten Jahren von Husten vertreten, gestützt im wesentlichen auf die Ergebnisse von Tierversuchen, Übergangsbilder zwischen silikotischen und tuberkulösen Veränderungen und statistische Feststellungen. Gegen die Beweiskraft der Tierversuche sind von verschiedenen Seiten (Gerlach, Scheid, Giese) Einwendungen erhoben worden, insbesondere mit dem Hinweis darauf, daß dadurch nur die Anwesenheit von Tuberkelbacillen, nicht aber ihre genauere Lokalisation und ihre ursächliche Bedeutung für die Bildung der großen schwieligen Knoten bewiesen werden. Tierversuche in so großer Zahl, daß

Zufälligkeiten ausgeschlossen werden können, sind unseres Wissens auch noch nicht ausgeführt worden. Eine neue systematische Prüfung einer großen Zahl von reinen Silikosen im Tierversuch auf die Anwesenheit von Tuberkelbacillen wäre wichtig. Da wir auf Grund unserer jetzigen Kenntnisse sicherer reine Silikosen zu den Versuchen auswählen könnten, würden solche jetzt durchgeführten Tierversuche auch beweisender sein. Es erscheint nicht ausgeschlossen, daß unter den früher positiv ausgefallenen Versuchen sich Fälle befunden haben, denen wir jetzt ohne weiteres die Mitwirkung einer Tuberkulose ansehen und die wir daher jetzt von solchen Tierversuchen ausschließen würden.

Auf die Übergangsbilder und statistischen Feststellungen wird später noch eingegangen. Es sei aber hier schon darauf hingewiesen, daß das Argument, es müsse, da nur ein Teil der dem kieselsäurehaltigen Staub ausgesetzten Arbeiter eine Silikose bekomme, noch etwas Besonderes hinzukommen, und das sei in erster Linie eine Tuberkulose, doch nicht stichhaltig ist. Denn eine genügend lange Beobachtung zahlreicher kieselsäurehaltigem Staub ausgesetzter Arbeiter ergibt, daß nur vereinzelte von silikotischen Veränderungen verschont bleiben. Nicht die Entwicklung einer knotigen Silikose stellt also eine erklärungsbedürftige Ausnahme dar, sondern das Ausbleiben einer solchen. Ob als Erklärung dieser Fälle Besonderheiten der Nasenatmung ausreichen, steht noch dahin; vielleicht spielen auch andere noch nicht sicher anzugebende Umstände dabei eine Rolle. Außerdem ist immer die Möglichkeit zu bedenken, daß diese Arbeiter doch nicht genügend lange und stark dem kieselsäurehaltigen Staub ausgesetzt gewesen sind. Wie schwierig sichere Feststellungen darüber mitunter sind, ist bekannt.

In verschiedenen Arbeiten der letzten Jahre (Gerlach, Gerlach und Gander, Giese, Görnhardt, Scheid, Wätjen, Kalbfleisch) ist betont worden, daß es eine reine, nicht mit einer Tuberkulose zusammenhängende Silikose gibt, auch auf der Silikosekonferenz in Johannisburg seitens der südafrikanischen Forscher. Es ist inzwischen auch im Tierversuch Ickert und besonders Gardner gelungen, reine silikotische Veränderungen zu erzeugen. Auch die allerdings unter anderer Versuchsanordnung unternommenen Versuche von Siegmund[1] und Giese, über die auf der Pathologentagung im Mai 1934 in Rostock berichtet wurde, sprechen für die Entstehung von Schwielenbildungen allein durch die Wirkung der freien Kieselsäure. Wir haben schon früher auf Grund klinischer und pathologisch-anatomischer Erfahrungen darauf hingewiesen, daß die typische Entwicklung der reinen Silikose mit ihrem charakteristischen Beginn symmetrisch in den seitlichen Teilen der Mittelfelder schwer mit der Annahme einer Entstehung auf tuberkulöser Grundlage zu vereinbaren ist und daß man vor allem bei einer sehr großen Zahl von Beobachtungen silikotische Veränderungen jeder Größe und jedes Grades zu sehen bekommt, ohne dabei für die Tuberkulose charakteristische Gewebsbildungen zu finden. Nach Gerlach würden, wenn man trotzdem eine Tuberkulose annehmen wollte, damit die Grundlagen der morphologischen Diagnostik erschüttert. Auf Grund aller Veröffentlichungen der letzten Jahre und unserer eigenen Erfahrungen läßt sich unseres Erachtens heute mit noch größerer Bestimmtheit als früher sagen, daß es eine reine, von einer Tuberkulose unabhängige knotige Silikose gibt.

Damit sollen und können aber natürlich enge Beziehungen zwischen Silikose und Tuberkulose nicht geleugnet werden. Nach den Statistiken ist die Zahl der Krankheits- und Todesfälle an Tuberkulose in den dem kieselsäurehaltigen Staub ausgesetzten Berufen besonders hoch, und die ärztliche Erfahrung, insbesondere die pathologisch-anatomische, erweist immer wieder das auffallend häufige Nebeneinander von Tuberkulose und Silikose, insbesondere den schweren Graden der Silikose.

Wir haben von Anfang 1929 bis 30. Juni 1934 rund 2350 Fälle von Silikose, darunter etwa 1450 schwere Fälle von Silikose, seziert. Auch jetzt fand sich wie früher in rund zwei Dritteln (65,2%) der schweren Silikose eine über einen Primärkomplex oder vollständig ruhende tuberkulöse Herde hinausgehende Tuberkulose, die aber nicht unmittelbare Todesursache zu sein brauchte. Die Häufigkeit der Tuberkulose bei den leichten und mittelgradigen Fällen von Silikose lag jetzt etwas höher als früher. Aus diesen nur ganz grob die Verhältnisse erfassenden Zahlen wird man nur mit großer Vorsicht Schlüsse ziehen können, da man berücksichtigen muß, daß die gefundene Häufigkeit der Tuberkulose neben einer leichten Silikose nur von der Auslese der zur Leichenöffnung kommenden Fälle abhängt, daß ferner alle Fälle, bei denen eine Tuberkulose schon vor dem Auftreten der silikotischen Veränderungen bestand, in allen drei Gruppen ausgeschaltet werden müßten, was nach den vorhandenen Unterlagen nicht möglich war, und daß im Laufe der Zeit unsere Ansichten über die Grenzen zwischen den einzelnen Graden der Silikose etwas geschwankt haben, so daß man nicht ohne weiteres die Zahlen der letzten Jahre mit den Zahlen früherer Jahre zusammenstellen kann. Im großen und ganzen wird man nur sagen können, daß mit zunehmender Schwere der Silikose auch die Tuberkulose häufiger wird.

Beim Zusammentreffen von Silikose und Tuberkulose kann man morphologisch eine Form, bei der silikotische und tuberkulöse Veränderungen deutlich gegeneinander abgrenzbar sind, nach Husten Komplikationsform, und eine Form, bei der silikotische und tuberkulöse Veränderungen sich eng verflechten, nach Husten Kombinations-

---
[1] Siehe auch Siegmund, Arch. Gewerbepath. 6, 1 (1935). (Anmerkung bei der Korrektur.)

form, unterscheiden. Wir gebrauchen für letztere Form die Ausdrücke Tuberkulo-Silikose beim Überwiegen der Silikose und Silico-Tuberkulose beim Überwiegen der Tuberkulose, wenden diese Bezeichnungen aber in etwas anderem Sinne an als die Kliniker, die bisweilen schon jedes Nebeneinander von Silikose und Tuberkulose als Tuberkulo-Silikose bezeichnen oder die zeitliche Aufeinanderfolge damit zum Ausdruck bringen wollen. Wir nennen, ohne Allgemeingültigkeit dieser Bezeichnungen, tuberculo-silikotisch oder silico-tuberkulös zunächst immer nur die Einzelherde, die eine enge Kombination von Silikose und Tuberkulose darstellen, und bezeichnen das gesamte Bild nur so, wenn überhaupt nur diese Kombinationsherde vorhanden sind oder wenigstens der Hauptteil der Veränderungen diesen Charakter zeigt. Unsere Tuberculo-Silikose entspricht der „infective Silicosis" der Südafrikaner.

Wenn silikotische und tuberkulöse Veränderungen gegeneinander abgrenzbar sind, bieten die silikotischen Veränderungen das gewöhnliche, uns inzwischen geläufig gewordene Bild silikotischer Granulome, silikotischer Knötchen und aus silikotischen Knötchen oder mehr diffusem hyalinschwieligem Gewebe bestehender größerer Knoten. Auch die tuberkulösen Veränderungen zeigen dabei nichts von sonstigen tuberkulösen Veränderungen Abweichendes. Die frischen tuberkulösen Veränderungen ordnen sich häufig gerade in der Umgebung kleiner silikotischer Knötchen an. Deutlich gegeneinander abgrenzbare silikotische und tuberkulöse Veränderungen allein werden aber nur selten beobachtet. Gewöhnlich finden sich daneben auch als Übergang zwischen silikotischen und tuberkulösen Veränderungen tuberculo-silikotische Veränderungen.

Auch bei diesen tuberculo-silikotischen bzw. silico-tuberkulösen Veränderungen, die etwas eingehender besprochen werden müssen, handelt es sich um knötchen- und knotenförmige Veränderungen. Die einzelnen im allgemeinen scharf abgegrenzten rundlichen Knoten zeigen hier nicht eine gleichmäßige grauschwarze Farbe wie rein silikotische Knoten, sondern gewöhnlich am Rande einen hellschiefriggrauen oder grauweißlichen ringförmigen Abschnitt, in der Mitte mehr grauschwarze oder auch graugelbliche, vielfach etwas brüchige und schmierige Herde. Sie können zu größeren bis großen Knoten zusammenfließen, die durch den regelmäßigen Wechsel von meist ringförmigen hellschiefriggrauen Abschnitten und dunkelschiefriggrauen und graugelblichen Herden auf der Schnittfläche gewöhnlich ein marmoriertes Aussehen zeigen. Bisweilen finden sich auch größere, gleichmäßig hellschiefriggraue Herde mit feiner grauschwarzer Sprenkelung. Die größeren Knoten sind gewöhnlich nicht hartgummiartig derb, sondern eher als zäh zu bezeichnen und etwas zusammendrückbar; ihre Konsistenz wechselt (Abb. 1).

Mikroskopisch zeigt das Einzelknötchen im allgemeinen am Rande einen wechselnd breiten, aus zellarmem, hyalinem, Steinstaubteilchen enthaltendem Bindegewebe bestehenden Ring, der nach außen hin in ein zellreicheres Granulationsgewebe übergehen kann, und in der Mitte einen wechselnd ausgedehnten nekrotischen, käsigen Herd, in dem zum Teil noch die elastischen Fasern des Alveolargerüstes zu erkennen sind und sich kleinere silikotische Schwielen oder bindegewebige Verdickungen der Alveolarwände oder des perivasculären Gewebes finden können. Außerdem ist der käsige Herd mehr oder weniger stark von Bindegewebe durchsetzt. Die Bilder erinnern vielfach an die

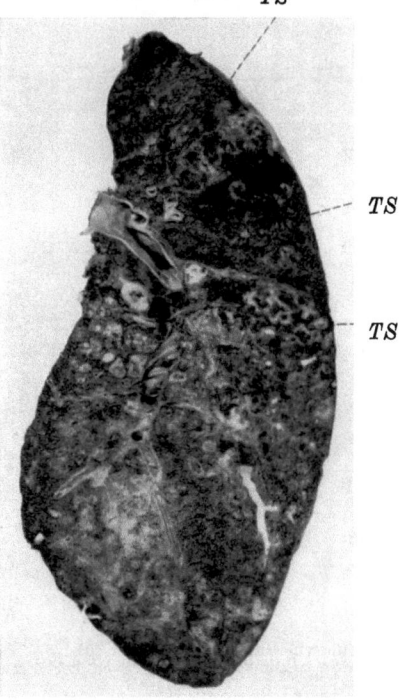

Abb. 1. Größere tuberculo-silikotische Schwielen (*TS*) im Oberlappen und oberen Teil des Unterlappens. Deutliche Marmorierung der Schnittfläche.

von Huebschmann beschriebene und abgebildete bindegewebige Umwandlung käsig-pneumonischer Herde. Auch die von Huebschmann berührte Frage der selbständigen Wucherung der Bindegewebsfasern scheint für die Fälle der Tuberculo-Silikose erwägenswert. Über die Bindegewebsbildung bei gewöhnlichen tuberkulösen Veränderungen geht die hier beobachtete Bindegewebsbildung aber weit hinaus. Das Bindegewebe ist hier noch zellärmer, straffaseriger, mehr hyalin und enthält immer reichlich Steinstaubteilchen. Hier bestehen tatsächlich Übergänge von mehr oder weniger stark verschwielenden tuberkulösen Herden zu schwieligen Knötchen, die kaum mehr etwas oder gar nichts mehr von Tuberkulose erkennen lassen. Oft ist bei derartigen bindegewebigen Knötchen nur auf Grund der Erfahrung und des Vergleichs mit weniger weit vorgeschrittenen Veränderungen der tuberkulöse Anteil noch zu erkennen (Abb. 2). Die größeren Knoten sind gewöhnlich aus derartigen kleineren Knötchen zusammengesetzt, zwischen denen sich eine bindegewebige Durchwachsung des Lungengewebes mit vielfach noch erhaltenen elastischen Fasern findet oder zellreiches Granulationsgewebe, teils im ganzen tuberkulös, teils mit eingeschlossenen Tuberkeln oder käsigen Herden. Daneben sind überall silikotische Knötchen und Schwielen oder staubreiche perivasculäre Bindegewebsknötchen zu erkennen. Die Bindegewebsbildung kann auch hier sehr ausgedehnt werden, das Bindegewebe enthält überall Steinstaub und ist oft verfettet. Es ist im ganzen nicht so stark hyalinisiert und besteht nicht aus

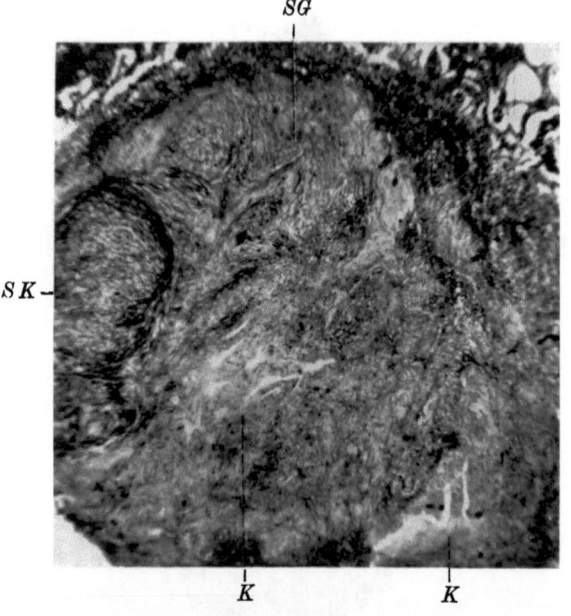

Abb. 2. Tuberculo-silikotische Schwiele. Bei *SK* silikotisches Knötchen, bei *SG* hyalin-schwieliges Gewebe, bei *K* erweichende käsige Herde.

so breiten, starren, hyalinen Balken wie bei silikotischen Schwielen, vielmehr sind die Bindegewebsfasern und -balken hier im allgemeinen etwas dünner, sie verlaufen unregelmäßig durcheinandergeflochten. Gewöhnlich heben sich die in diesen Herden enthaltenen typischen silikotischen Schwielen deutlich ab. Manchmal aber ist es außerordentlich schwer, ja stellenweise sogar unmöglich, für einzelne Herde mit Bestimmtheit zu sagen, ob es sich um rein silikotische oder tuberculosilikotische Veränderungen handelt, worauf in verschiedenen Arbeiten hingewiesen wird. Eigene Erfahrungen bestätigen diese Schwierigkeiten für manche Fälle durchaus. Die angegebenen Unterscheidungsmerkmale, daß in schwieligem Gewebe erhaltene elastische Fasern oder mehr flächenhaft angeordnetes, nicht knötchenförmiges schwieliges Gewebe für vernarbende oder vernarbte Tuberkulose spricht, scheinen uns nicht durchgreifend zu sein, denn auch bei rein silikotischen Veränderungen sieht man bisweilen derartige Abschnitte.

Für wichtiger halten wir den oben erwähnten Unterschied in der Art des Bindegewebes: Bei reinen silikotischen Veränderungen noch breitere, straffere und starrere Balken.

Daß die tuberculo-silikotischen Veränderungen durch Zusammenwirken von Steinstaub und Tuberkulose entstehen, ist sicher. Allein nach dem histologischen Bilde aber läßt sich im Einzelfalle die Entstehung dieser Veränderungen nicht beurteilen, sondern nur durch den Vergleich der klinischen Entwicklung mit in verschiedenen Entwicklungsstadien mikroskopisch untersuchten Fällen von Tuberculo-Silikose. Wir haben klinisch und pathologisch-anatomisch Fälle beobachtet, bei denen zunächst im Röntgenbilde keine oder nur ganz geringe silikotische Veränderungen vorhanden waren, dann in den Lungen Verschattungen auftraten, die für tuberkulös gehalten wurden oder bei denen wenigstens ein tuberkulöser Anteil mit Sicherheit angenommen wurde, und die dann einige Jahre später bei der Leichenöffnung an den entsprechenden Stellen tuberculo-silikotische oder silico-tuberkulöse Veränderungen zeigten. In einem besonders eindrucksvollen derartigen Falle waren $2^{1}/_{2}$ Jahre vor dem Tode von zwei auf dem Gebiet der Differentialdiagnose von Silikose und Tuberkulose besonders erfahrenen Ärzten Verschattungen in den Lungen übereinstimmend für tuberkulös gehalten worden, und bei der Leichenöffnung fanden sich in beiden Lungen große Schwielen, die in der Hauptsache silikotischen Schwielen glichen und nur stellenweise tuberkulöse Veränderungen enthielten. Andererseits haben wir auch Fälle beobachtet, bei denen sich im Röntgenbild schnell größere Verschattungen entwickelten, die nach dem gesamten klinischen Befund für silikotisch gehalten wurden, sich bei der Leichenöffnung aber als tuberculo-silikotisch erwiesen. Ferner findet man gewöhnlich, wenn neben silikotischen Veränderungen in der Lunge eine Tuberkulose besteht, verstreut in der Lunge auch tuberculo-silikotische Veränderungen. Allen diesen Fällen ist gemeinsam, daß sich bei ihnen, neben mehr oder weniger ausgesprochenen silikotischen Schwielen, aber auch ohne das Vorhandensein solcher, in dem im ganzen leicht vermehrten Bindegewebe der Lungen, im perivasculären und peribronchialen Bindegewebe, in den verdickten Läppchensepten und häufig auch in den leicht verdickten Alveolarwänden, überall Steinstaub abgelagert findet. Derartige Veränderungen finden wir sehr häufig in den Lungen nach Einatmung von kieselsäurehaltigem Staub (Abb. 3). Sie stellen, wenn silikotische Schwielen daneben nicht vorhanden sind, den geringsten Grad silikotischer Veränderungen dar. Die Lunge ist dabei nicht verhärtet, und im Röntgenbilde werden entweder überhaupt noch keine Veränderungen oder nur eine leichte wabige Zeichnung gefunden. Wenn in einer solchen Lunge ein tuberkulöser Herd auftritt, so bewirkt offenbar der überall im schon leicht vermehrten Bindegewebe abgelagerte Steinstaub schnell eine starke bindegewebige Durchwachsung und Umwandlung des tuberkulösen Herdes. Bei silico-tuberkulösen Veränderungen mit noch geringerer schwieliger Umwandlung kann man überall noch die kleinen perivasculären bindegewebigen Staubknötchen erkennen und das von ihnen ausgehende, die Herde durchwachsende Bindegewebe. Wenn man bei derartigen Fällen bisweilen von einer „latenten" Silikose gesprochen hat, weil ohne vorher bestehende sichere silikotische Veränderungen beim Hinzukommen einer Infektion, besonders einer Tuberkulose, sich schnell große schwielige Veränderungen entwickeln, so ist diese Bezeichnung vom röntgenologischen Standpunkt aus verständlich. Pathologisch-anatomisch ist diese Silikose zwar nicht latent, aber in einem noch vor dem Knötchenstadium befindlichen leichtesten Stadium, allerdings mit gleichmäßiger Verteilung des Staubes über die ganze Lunge. Nach unseren Erfahrungen glauben wir also zum mindesten für einen Teil der Fälle, daß sich tuberculo-silikotische Veränderungen dann entwickeln, wenn in einer überall fein verteilt Steinstaub enthaltenden Lunge eine Tuberkulose auftritt, die dann schnell eine weitgehende bis völlige Verschwielung durchmacht. Die Schnelligkeit dieser Entwicklung hängt wesentlich von der Menge des abgelagerten Steinstaubes ab. Ob man vorwiegend frischere tuberkulöse, silico-tuberkulöse oder tuberculo-silikotische Veränderungen zu sehen bekommt, ist offenbar in erster Linie eine Frage des Zeitpunktes, zu der die pathologisch-anatomische Untersuchung vorgenommen wird. Ob diese Entwicklung für alle Fälle von Tuberculo-Silikose zutrifft, läßt sich noch nicht sagen. Es scheint uns um so wahrscheinlicher, je mehr derartige und vor allem je mehr früher röntgenologisch untersuchte Fälle wir sehen.

Ob die immer wieder auffallende Beobachtung, daß bei dieser Form bei der Ausbildung der Knoten und auch längere Zeit während ihres Bestehens klinische Erscheinungen einer Tuberkulose, bacillenhaltiger Auswurf und toxische Erscheinungen, fehlen, allein durch die schnelle Verschwielung der tuberkulösen Herde erklärt werden kann, oder ob man andere Umstände, etwa geringere Aufsaugung von Giftstoffen infolge des Verschlusses der Lymphbahnen, Abschwächung der Wirksamkeit der Tuberkelbacillen durch den Steinstaub oder immunbiologische Verhältnisse als Erklärung heranziehen soll, muß vorläufig dahingestellt bleiben.

Die schwierige Bewertung dieser Veränderungen, ob vorwiegend als tuberkulös oder silikotisch oder als besonderes einheitliches Krankheitsbild, fällt, wie aus Veröffentlichungen und aus Gutachten hervorgeht, immer wieder verschieden aus. Die Ansicht, daß alle schwieligen Veränderungen, die nicht typische silikotische Knötchen sind, also diffuse bindegewebige Schwielen, besonders solche mit erhaltenen elastischen Fasern, als Narbenstadium einer Tuberkulose angesehen werden müssen, ist nicht allgemein zutreffend, denn auch in der Umgebung reiner silikotischer Schwielen und vor allem bei ihrem Zusammenfluß zwischen ihnen sieht man nicht selten derartige Bilder. Es scheint uns aber auch nicht angängig, die tuberculo-silikotischen Veränderungen einfach als vernarbende Tuberkulose anzusehen, da sie weder klinisch noch pathologisch-anatomisch Verhältnisse zeigen, wie man sie sonst bei einer Tuberkulose trifft. Klinisch unterscheidet sie das häufig jahrelange Fehlen jedes Hinweises auf eine Tuberkulose von einer gewöhnlichen Tuberkulose. Im anatomischen Bilde sprechen die großen, scharf abgegrenzten Knotenbildungen, die ausgedehnte und vorherrschende Entwicklung von steinstaubhaltigem Bindegewebe

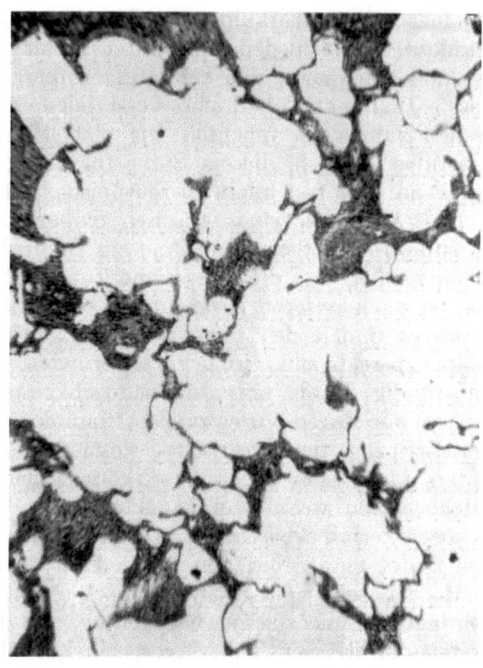

Abb. 3. Verdickung des perivaskulären Gewebes und z. T. der Alveolarsepten durch steinstaubhaltiges Bindegewebe.

und die besondere hyaline Beschaffenheit des Bindegewebes dagegen, die Veränderungen einfach als Tuberkulose zu bezeichnen. Für den Gesamtorganismus wirken diese Veränderungen, anders als tuberkulöse Veränderungen solcher Ausdehnung, in erster Linie schädigend durch die ausgedehnte Verschwielung und die Verkleinerung der Atmungsfläche der Lunge und die Erschwerung des Lungenkreislaufes. Vielfach werden sie ja klinisch gar nicht als Tuberkulose erkannt und führen durch Versagen des rechten Herzens zum Tode. Wir sind daher der Ansicht, daß es sich bei der Tuberculo-Silikose um etwas Besonderes, nicht einfach als Tuberkulose zu Bezeichnendes handelt, und die Ansicht der Südafrikaner, es sei weder eine Tuberkulose noch eine Silikose, kann man positiv dahin ergänzen, daß es sich um ein aus Tuberkulose und Steinstaubwirkung untrennbar zusammengesetztes einheitliches Krankheitsbild handelt. Unbeschadet dieser allgemeinen

Erwägungen wird man im Einzelfall und bei der Begutachtung doch manchmal abschätzen müssen, ob der silikotische oder der tuberkulöse Anteil überwiegt.

Die tuberculo-silikotischen Veränderungen sehen wir als bedeutungsvoll an für das gegen Ende des Lebens bei Staublungenkranken häufige Auftreten einer aktiven fortschreitenden Tuberkulose. Daß in zahlreichen Fällen von Silikose zuletzt eine aktive fortschreitende Lungentuberkulose auftritt und gewöhnlich durch frische käsig-pneumonische Veränderungen zum Tode führt, ist bekannt. Wie es zu ihr kommt, darüber gehen die Ansichten auseinander. Klinisch besteht häufig der Eindruck einer plötzlich neu hinzukommenden Tuberkulose, einer sog. Zusatztuberkulose. Görnhardt hat neben einer Zusatztuberkulose eine Manifestationstuberkulose unterschieden und unter dieser das Aktiv- und Offenbarwerden der in der TuberculoSilikose enthaltenen Tuberkulose verstanden. Nach unseren Erfahrungen möchten wir eine Manifestationstuberkulose in diesem Sinne für das ganz überwiegend oder fast allein Bedeutungsvolle halten. Das Auftreten einer frischen Tuberkulose neben silikotischen Schwielen ohne ein Bindeglied zwischen beiden, also die eigentliche Zusatztuberkulose, ist nach unseren Erfahrungen sehr selten. Fast immer finden sich mehr oder weniger ausgedehnte tuberculo-silikotische Veränderungen, teils als selbständige Herde, teils am Rande silikotischer Schwielen, von denen aus es zum Aufflammen und zur Ausbreitung der Tuberkulose kommen kann, besonders dann, wenn tuberculo-silikotische Herde zerfallen. Einen wenn auch manchmal nur umschriebenen Zerfall tuberculo-silikotischer Veränderungen findet man neben den frischeren tuberkulösen Herden sehr häufig, und klinisch-röntgenologisch läßt sich nicht selten beobachten, daß dem Auftreten der frischen Tuberkulose ein Zerfall in einer bis dahin für silikotisch gehaltenen Schwiele vorangeht. Bei den bekanntlich auch in rein silikotischen Schwielen vorkommenden Zerfallsvorgängen haben wir bisweilen gesehen, daß trotz ausgedehnten Zerfalls und großer Höhlenbildung in rein silikotischen Schwielen keine frischen tuberkulösen Veränderungen auftraten. Es finden sich nach Schulze auch Zerfallsherde in Staubschwielen, in denen sich zwar Tuberkelbacillen, sonst aber nichts von Tuberkulose nachweisen lassen. Über derartige Erfahrungen verfügen wir nicht. Auch hierbei wäre das Auftreten frischer tuberkulöser Veränderungen nach dem Zerfall anscheinend reiner silikotischer Schwielen möglich. Nach unseren Erfahrungen scheint uns der Zerfall tuberculo-silikotischer Herde von besonders großer Bedeutung zu sein. Bei der zuletzt auftretenden Tuberkulose handelt es sich also klinisch scheinbar um eine Zusatztuberkulose, pathologisch-anatomisch aber in Wirklichkeit in den meisten Fällen um eine Manifestationstuberkulose.

Zuletzt ist als schwierigster Punkt noch die Frage zu besprechen, wie es kommt, daß so häufig neben einer Silikose, besonders neben einer schweren, schließlich eine Tuberkulose auftritt und zum Tode führt. Daß das einer besonderen Erklärung bedarf, gerade auch angesichts der sonst verhältnismäßig geringen Tuberkulosesterblichkeit der Kohlenhauer in unserem Gebiet, steht außer Zweifel. Die verschiedenen hierüber geäußerten Ansichten bleiben aber alle mehr oder weniger nur Vermutung. Lediglich durch morphologische Untersuchungen dürfte diese Frage auch kaum zu klären sein. Bei Erörterung dieser Frage kann die Periode des Primärinfektes wohl außer Betracht bleiben, denn im allgemeinen werden die Menschen diese schon durchgemacht haben, ehe sie beruflich dem kieselsäurehaltigen Staub ausgesetzt sind. Es handelt sich also nur um die tuberkulöse Reinfektion. Von seiten der Staubwirkung betrachtet, bestehen hier allgemein die Möglichkeiten, daß der Staub an sich oder die durch ihn hervorgerufenen Schwielenbildungen oder beides zusammen wirken. Auch von der Seite der Tuberkulose aus betrachtet gibt es verschiedene Möglichkeiten. Untersuchungen darüber, ob eine endogene Reinfektion vom Primärherd und den Lymphknotenveränderungen aus durch den Staub begünstigt wird, liegen unseres Wissens noch nicht vor. Nach dem langen und verwickelten weiteren Verlauf der Krankheit dürfte diese Frage auch nur schwer zu entscheiden sein. Es könnte ferner eine, endogene oder exogene, Reinfektion leichter in der Lunge haften und angehen, und hierbei könnten durch die silikotischen Veränderungen hervorgerufene mechanische Verhältnisse eine Rolle spielen, z. B. schlechtere Durchlüftung des Lungengewebes in der Umgebung silikotischer Schwielen und Lymphstauung, wie man das auch bei anderen Narben in der Lunge angenommen hat. Der häufige Befund frischer tuberkulöser Veränderungen gerade in der Umgebung silikotischer Schwielen könnte so gedeutet werden. Ferner sollen, worauf bisweilen hingewiesen wird, infolge des Verschlusses der Lymphbahnen in die Lungen gelangende Tuberkelbacillen nicht so leicht fortgeschafft werden können und dadurch die Ausbildung einer Tuberkulose begünstigt werden. Von mancher Seite wird das für eine nicht befriedigende Erklärung gehalten. Man muß sich auch fragen, ob der Verschluß der Lymphbahnen wirklich so vollständig ist und eine solche Rolle spielt. Auf die Tatsache, daß nach klinischem Urteil selbst bei schweren Silikosen fibrinöse Lungenentzündungen genau so verlaufen und heilen können wie sonst, wobei ja doch für die Aufsaugung des gelösten Exsudates die Lymphbahnen von großer Bedeutung sind, sei in diesem Zusammenhang hingewiesen.

Die Entwicklung einer fortschreitenden Lungentuberkulose könnte weiter dadurch begünstigt werden, daß durch den Steinstaub die Tuberkelbacillen selbst unmittelbar beeinflußt werden oder daß sie in dem staubgeschädigten Gewebe leichter und besser sich entwickeln können, wofür Versuche englischer Autoren angeführt werden könnten. Hier würde es sich um eine chemische oder physikalisch-chemische Wirkung der Kieselsäure handeln.

Endlich könnte eine schlechtere Heilung einmal in der Lunge aufgetretener tuberkulöser Veränderungen in Betracht kommen, wofür meines Erachtens die oben geschilderten Verhältnisse bei der Tuberculo-Silikose sprechen. Die Tuberkulose wird in diesen Fällen zwar schnell und weitgehend schwielig umgewandelt, so daß oft lange Zeit klinisch jedes Zeichen einer Tuberkulose fehlt. Sie kommt aber trotzdem nicht zum Stillstand, sondern breitet sich ganz langsam, aber ständig in den Lungen weiter aus, gewinnt oft nach vielen Jahren schließlich die Oberhand und führt dann zu frischen käsigen Veränderungen, wobei der Umstand, daß durch silikotische und tuberculosilikotische Veränderungen schon große Teile der Lungen ausgeschaltet sind, sich jetzt natürlich besonders ungünstig auswirken muß. Ein Ausbleiben der sonst in vielen Fällen doch eintretenden Heilung tuberkulöser Veränderungen bei der Silikose scheint uns für das gegen Ende des Lebens häufige Auftreten einer aktiven Tuberkulose bei einer Silikose von großer Bedeutung zu sein. Auch die Ergebnisse von Tierversuchen scheinen in diesem Sinne zu sprechen; in Versuchen von Gardner, über die Giese berichtet, sind tuberkulöse Infektionen, die sonst ausheilten, bei Anwesenheit von Quarzstaub nicht zur Ausheilung gekommen. Diese Feststellungen und Erfahrungen sind noch keine Erklärung der Wirkung der Kieselsäure, und über die eigentlichen Gründe, aus denen bei Anwesenheit von Quarzstaub die Tuberkulose trotz so starker Bindegewebsentwicklung nicht ausheilt, läßt sich auch jetzt noch nichts Bestimmtes sagen, vor allem nicht allein auf Grund morphologischer Untersuchungen.

Abschließend wird man also feststellen müssen, daß über die Ursachen des ungewöhnlich häufigen Auftretens einer Tuberkulose neben einer Silikose Sicheres noch nicht angegeben werden kann, sondern nur Vermutungen möglich sind. Wahrscheinlich wirken verschiedene Umstände zusammen. Zur weiteren Klärung dieser so wichtigen Frage wird es nicht nur weiterer enger Zusammenarbeit zwischen Kliniker und Pathologen, die bisher sich schon auf diesem Gebiet als besonders notwendig erwiesen hat, sondern auch weiterer bakteriologischer und experimenteller Arbeit bedürfen.

Literatur: di Biasi, Handb. ges. Unfallheilk. 2, 123. Stuttgart: Ferdinand Enke 1933. — Gardner, zit. nach Giese u. Ickert. — Gerlach, Arch. Gewerbepath. 2, 105 (1931). — Gerlach u. Gander, Arch. Gewerbepath. 3, 44. — Giese, Beitr. path. Anat. 90, 555 — Verh. dtsch. path. Ges. 1934, 272. — Görnhardt, Arch. Gewerbepath. 4, 280. — Huebschmann, Pathologische Anatomie der Tuberkulose. Berlin: Julius Springer 1928. — Husten, Veröff. Gewerbe- u. Konstit.path. H. 29. Jena: Gustav Fischer 1931. — Ickert, Tbk.bibl. 1924, Nr 15 — Zbl. inn. Med. 1933, 609 u. 625. — Kalbfleisch, Arch. Gewerbepath. 4, 580. — Scheid, Veröff. Gewerbe- u. Konstit.path. H. 32, 33. — Schulze, Arch. Gewerbepath. 5, 158 (1933). — Siegmund, Verh. dtsch. path. Ges. 1934, 262. — Wätjen, Arch. Gewerbepath. 4, 310.

Ickert, Stettin: Aus dem langen Streit über die Mitwirkung des Tuberkelbacillus bei der Entstehung und Entwicklung der Silikose scheint als gesichert hervorzugehen, daß die Silikose sich ohne Mitwirkung von Tuberkelbacillen zu entwickeln und bis zu ihrem Ende fortzuschreiten vermag. Das geht zunächst aus den Tierexperimenten hervor, weiter aber auch aus den vielen Befunden an Silikotikerlungen, welche im Laufe der Zeit die Pathologen veröffentlicht haben; weiter steht das aber im Einklang mit den jüngeren Erkenntnissen der Vererbungslehre. Nach den Ergebnissen der Zwillingsforschung, der Sippenforschung und den Studien ausländischer Forscher können wir nicht umhin, für die Erkrankung an Tuberkulose eine spezifische und vererbliche Disposition anzunehmen. Die erbliche Disposition ist zwar häufig, aber nicht gleichmäßig verbreitet — so erklärt es sich zwanglos, daß in manchen Gegenden das Zusammentreffen von Silikose und Tuberkulose häufig, in anderen wieder selten ist. Theoretisch kann darnach ein Silikotiker, die Infektion vorausgesetzt, nur tuberkulös werden, wenn er die Disposition zur Erkrankung an Tuberkulose in sich trägt. Für die Verhütung der Erkrankung an Staubtuberkulose ist dies sehr wichtig: von Berufen mit Arbeiten im gefährlichen Staub müssen alle die ausgeschlossen werden, welche nachweislich eine Tuberkulose haben oder hatten — wie das in Südafrika am Witwatersrand und auch in manchen deutschen Betrieben bereits geschieht; darüber hinaus kann man noch diejenigen ausschließen, deren beide Eltern tuberkulös sind oder es waren, denn die Wahrscheinlichkeit, an Tuberkulose zu erkranken, beträgt für Personen, deren Eltern beide tuberkulös sind oder waren, 60%. Als Erkrankung an Tuberkulose rechne ich dabei alles das, was röntgenologisch über den verkalkten Primärkomplex hinausgeht.

Von der Tuberkulose aus betrachtet, ist beim silikotischen Tuberkulösen die Silikose der Schrittmacher bzw. der Manifestations- oder Hilfsfaktor für die Tuberkulose; die Schwere der Silikose bestimmt den Verlauf der Tuberkulose. Von der Silikose aus betrachtet, ist beim tuberkulösen Silikotiker die Tuberkulose gewöhnlich die Todesursache. Häufig tritt die Tuberkulose zur Silikose in den Endstadien hinzu, daher der Ausdruck Zusatztuberkulose oder Manifestationstuberkulose. Es ist nun merkwürdig, daß die Zusatztuberkulose sowohl als sog. Kombinationsform oder Staublungentuberkulose auftritt, wo also Silikose und Tuberkulose so miteinander verflochten sind, daß man die silikotischen und die tuberkulösen Stellen der Lunge nicht auseinanderhalten kann, als auch als Komplikationstuberkulose, wo silikotische und tuberkulöse Prozesse getrennt sich in derselben Lunge selbständig entwickeln. Pathogenetisch ist es schwer verständlich, daß ziemlich plötzlich an vielen Stellen einer silikotischen Lunge eine frische Tuberkulose aufflackert. Die Staublungentuberkulose, die Kombinationsform, läßt mindestens morphologisch innigere Beziehungen zwischen Silikose und Tuberkulose vermuten. Das von Giese betonte Ausschließungsverhältnis zwischen Tuberkulose und Silikose besteht insofern zu Recht, als im allgemeinen silikotische Granulome unabhängig voneinander in derselben Lunge angetroffen werden. Doch hier schon eine Einschränkung: Rist und Doubrow fanden in silikotischen Knötchen Riesenzellen und in tuberkulösen Knötchen SiO_2-Krystalle. Seit langer Zeit hatte schon Mavrogordato, auf dem Kongreß in Johannesburg aber auch die anderen südafrikanischen Forscher, darauf hingewiesen, daß es noch ei e 3. Art Knötchen gibt, eine Folge von gleichzeitiger Entwicklung von Silikose und Tuberkulose, das sog. infektive Knötchen. Vielleicht sind es dieselben Knötchen, welche Gardner bei gewissen Granitarbeitern fand: ohne begleitende Tuberkulose vermißte er bei diesen Granitarbeitern pneumokoniotische Knötchen, er fand sie aber, wenn die betreffenden eine tuberkulöse Erkrankung durchgemacht hatten; Gardner nimmt hier so etwas wie Stimulierung an. Ich habe lange bezweifelt, daß es infektiöse Knötchen gebe; aber die Durchsicht der Präparate von meinen Tierexperimenten mit SiO_2-Staub und Tuberkelbacillen ergab junge Knötchen, welche deutlich auf der einen Seite einen Fibroblastenwall wie echte Silikoseknötchen haben, der andere Teil des Knötchens geht aber in tuberkulöses Granulationsgewebe über, welches das Knötchen umwuchert hat. Die Mikrophotogramme werden nächstens veröffentlicht werden. Auch andere Befunde unter meinen Präparaten deuten darauf hin, daß es wirklich infektive Knötchen gibt. Nach der Anzahl solcher Knötchen in meinen Präparaten zu urteilen, muß ich indes bezweifeln, daß diesen Knötchen praktisch eine Bedeutung zukommt; ihr Dasein weist meines Erachtens lediglich auf die Tatsache innigerer Beziehungen zwischen Tuberkulose und Silikose hin.

Etwas anderes ist mir aber in meinen Präparaten aufgefallen: die Bindegewebsentwickelung. Während die Kontrolltiere, welche nur Tuberkelbacillen eingeatmet hatten, schwere Tuberkulosen mit Kavernen usw., aber nur geringe Bindegewebsentwicklung in den tuberkulösen Partien zeigen, sieht man mächtige Bindegewebslagen in den tuberkulösen Partien bei den Tieren, welche Tuberkelbacillen und SiO_2-Staub eingeatmet haben. Das steht teilweise scheinbar im Gegensatz zu den Tierversuchen von Jötten und seinen Mitarbeitern, erklärt sich aber leicht: Jötten benutzte zu seinen Tierversuchen große Staubmengen und erzielte in der Hauptsache schwere Tuberkulose, wenn auch zum Teil mit Bindegewebsbildung, aber keine sicheren Staubknötchen; bei meinen Versuchen wurden sehr kleine Staubmengen benutzt, richtige Staubknötchen erzeugt, aber nur gutartige Tuberkulosen mit viel Bindegewebsbildung — im Gegensatz zu den Kontrolltieren. Gardner formuliert: Große Mengen im Gewebssaft gelöster SiO_2 schädigen das Gewebe evtl. bis zur Nekrose, kleine Mengen regen die Bindegewebsbildung an. Die kleinen Staubmengen in meinen Versuchen hatten vermutlich den Tierkörper zur vermehrten Bindegewebsbildung im tuberkulösen Gewebe bzw. zur Bildung vorwiegend cirrhotischer Tuberkuloseformen umgestimmt. Das wäre biologisch eine Umstimmung; Schridde meint wohl mit dem Begriff der kelloidotischen Disposition etwas Ähnliches. So würde sich erklären, daß man in den Anfangsstadien der Silikose mit Tuberkulose selten oder wohl niemals die sog. Staublungentuberkulosen findet, sondern beide Prozesse unabhängig voneinander sich entwickelnd. Erst wenn die Lunge mit SiO_2-Stäubchen sozusagen gesättigt oder übersättigt und hochgradig verändert ist, ist das gesamte Lungengewebe durch die Kieselsäure so degeneriert, daß es einen guten Nährboden für die Tuberkulose abgibt, und zwar auch an nichtsilikotischen Stellen. Es ist das eine 2. Umstimmung des Körpers; die relative Immunität gegenüber einer ruhenden Tuberkulose oder gegenüber einer exogenen Infektion bzw. Reinfektion wird durch die wachsende Widerstandslosigkeit bzw. sinkende Widerstandskraft gegenüber dem Tuberkelbacillus durchbrochen. Wie die Art der Entwicklung der Silikose von der Menge der im Laufe der Zeit eingeatmeten schädlichen Staubes bestimmt wird, so hängt demnach auch der Verlauf einer begleitenden Tuberkulose von diesen Staubmengen ab. Daraus ergibt sich, daß die Bekämpfung des schädlichen Gewerbestaubes zugleich die Bekämpfung der Staublungentuberkulose bedeutet. Es ergibt sich aber auch daraus, daß man zweckmäßigerweise Silikotiker so zeitig aus dem staubigen Betrieb herausnehmen soll, daß sich weder eine schwere Silikose noch eine Staublungentuberkulose entwickeln kann.

Huebschmann, Düsseldorf: Meine Untersuchungen über die Beziehungen zwischen Silikose und Tuberkulose der Lunge wurden außer an dem gewöhnlichen Material auch an Lungen von Arbeitern eines Scheuerpulverbetriebes angestellt. Es handelt sich um 3 Fälle. Andere werden voraussichtlich folgen, im ganzen eine verhältnismäßig geringe Zahl; denn durch die fruchtbare Zusammenarbeit von Ärzten mit der Industrie ist der betr. Betrieb in bezug auf die Staubgefahr in vollendeter Weise saniert worden. Das den Untersuchungen zugrunde liegende Material ist darum besonders wertvoll, weil es sich dabei um eine Einatmung von fast reinem und ungemein fein zerkleinerten Kieselstaub handelt. Ich habe mir im besonderen die Frage noch einmal vorgelegt, ob Kieselstaub allein imstande ist, die bekannten schweren Indurationen zustande zu bringen. Die neueren Untersuchungen Siegmunds, dem bei Tieren eine Erzeugung von Lungenschwielen nicht gelang, bestärkten mich zu dieser Fragestellung. Während ich nun [vgl. Görnhardt, Arch. Gewerbepath. 4, 280 (1933)] entgegen meiner früheren Auffassung bis vor kurzem überzeugt wurde, daß Kieselstaub allein die Schwielen zu erzeugen vermag, bin ich auf Grund der Untersuchung zweier neuer Fälle wieder zweifelhaft geworden. Ich teile diese Zweifel mit Husten, der überzeugt ist, es müssen neben dem Kieselstaub noch andere Prozesse irgendeiner entzündlichen Art im Spiele sein. Praktisch kann es sich dabei ja nur um Tuberkulose handeln. Meine Erfahrungen an dem neuen Material gehen nun dahin, daß es mir kaum noch möglich ist, bei den einzelnen Herden diejenigen Veränderungen voneinander abzugrenzen, bei denen sicher keine Tuberkulose mit im Spiele ist, von den anderen, bei denen man nach dem mikroskopischen Bilde daran zweifeln könnte. Eine ausführliche Begründung meiner Anschauung wird später erfolgen. Meine heutige Mitteilung hat den Zweck darauf hinzuweisen, daß man bei den Bekämpfungsmaßnahmen der Staubkrankheiten sich nicht allzuweit in der Beseitigung des Staubes an sich verliert und dabei den Tuberkelbacillus vergißt.

Wätjen, Halle a. d. S.: Zur Frage der Tuberkulose und Silikose möchte ich auf Grund meiner Erfahrungen bei der Mansfelder Staublunge kurz Stellung nehmen. Ich habe seit nunmehr 4 Jahren eingehende Untersuchungen an Staublungen aus den Kupferschieferbergwerken des Mansfelder Bergwerksbezirkes vorgenommen und habe bislang etwa 100 Fälle genau durchuntersuchen können. Ich halte die Mansfelder Staublunge im wesentlichen auch für eine Silikose, und es sind in unserem Institut in den Rückständen aus veraschten und mit Königswasser behandelten Lungenteilen Quarz, Feldspäte und Glimmer nachgewiesen worden. Ickert hat im Jahre 1924 in seiner ersten Veröffentlichung über die Mansfelder Staublunge den Ausdruck „Bergmannstuberkulose" geprägt, und er faßte damals die röntgenologisch besonders in Erscheinung tretenden Lungenveränderungen als durch die Miteinwirkung des Staubes gutartig verlaufende Tuberkulosen auf. An meinem bis jetzt untersuchten Material habe ich in etwa 50% der Fälle eine Lungentuberkulose einwandfrei histologisch feststellen können, wobei die große Zahl fortschrittlicher käsig-exsudativer Lungentuberkulosen im Gegensatz zur Angabe Ickerts aus dem Jahre 1924 mir aufgefallen ist. In einer Reihe von Fällen ist diese fortschreitende Lungentuberkulose auch die Todesursache, und es entwickelt sich die Tuberkulose bei der Mansfelder Staublunge fast stets bei den schweren Formen dieser Staublunge. Für das Zustandekommen der groben fibrösen Schwielen im Lungengewebe mag die Tuberkulose dann eine Bedeutung haben, wenn es sich um produktive Formen handelt, die bindegewebig induriieren. Liegt solche indurative Tuberkulose neben hyalin-schwielig umgewandelten reinen Staubknoten, so kann auch histologisch die Entscheidung, was Staubwirkung, was Tuberkulosewirkung gewesen ist, später meistens nicht mehr sicher getroffen werden.

Für die Lokalisation der Staubschwielen scheint die Tuberkulose ebenfalls eine maßgebende Rolle spielen zu können, wobei es sich um ältere tuberkulöse Herde aus der Primär- oder Reinfektionsperiode handeln kann. Untersuchungen von Schulze an meinem Institut haben an einer ganzen Reihe von Fällen als Zentrum subpleural beginnender und gegen den Hilus zu fortschreitender Schwielen einen alten tuberkulösen Herd erkennen lassen. Auch für den Zeitpunkt und die Ausdehnung der Verschwielung der Lymphknoten am Lungenhilus können alte tuberkulöse Herde von Bedeutung sein.

Die Mansfelder Staublunge zeichnet sich gegenüber der Ruhrkohlenlunge besonders durch ihre Neigung zur Höhlenbildung aus. Es konnte an meinem Material festgestellt werden, daß in 90% der Fälle bei solchen Höhlenbildungen histologisch nachweisbare Tuberkulose vorhanden war. Ich möchte mich der Ansicht Hustens anschließen, der auch für die Ruhrkohlenlunge das Vorhandensein größerer Höhlenbildungen indirekt oder direkt mit der Tuberkulose in Verbindung bringt. Eine solche Höhlenbildung kann, wie Befunde gezeigt haben, durch Tuberkelbacillen unmittelbar inmitten von Schwielengewebe erzeugt werden. In anderen Fällen wird es sich in der Hauptsache um Aufflackerungstuberkulosen handeln, bei denen dann größere Staubschwielen kavernös umgewandelt werden. Solche Höhlenbildungen verursachen einmal die Mobilisation von Staubteilen, die nach Art von Aspirationsherden neue Staubherde in vorher nicht befallenen Lungenteilen erzeugen können. Desgleichen sind sie für die Ausbreitung der Tuberkulose in ähnlichem Sinne von Bedeutung. Das Vorherrschen der käsig-exsudativen Tuberkuloseform hängt meiner Ansicht nach, nach der Beobachtung am Sektionsmaterial, mit der starken Resistenzverminderung der an schwerer Staublunge Erkrankten gegen Ende ihres Lebens zusammen. Auffallend ist die geringe Mitbeteiligung der übrigen Organe an Tuberkulose, so daß auch bei tuberkulösen Höhlenbildungen in diesen Lungen eine Mitbeteiligung von Trachea, Kehlkopf und Darm z. B. relativ selten ist.

Selter, Bonn, berichtet über experimentelle Versuche an Meerschweinchen mit Staubinhalation und Tuberkuloseinfektion. Die reine amorphe Kieselsäure ließ keinen Einfluß auf den Ablauf der Tuberkuloseinfektion erkennen. Versuche mit Quarzstaub, der 99,5% krystallinische Kieselsäure enthielt, wurden an ein- und zweizeitig infizierten Tieren vorgenommen. Bei den mit einem schwach virulenten Stamm infizierten Tieren verursachte die Quarzstaubinhalation in einigen Fällen ein Übergreifen der Tuberkulose auf die inneren Organe, während bei den staubfreien Kontrollen die Infektion auf die regionären Drüsen beschränkt blieb. Bei Tieren mit virulenter Bacilleninfektion konnte bezüglich der Intensität und des Ausbreitungsgrades der Tuberkulose kein Unterschied gegenüber den staubfreien Kontrollen festgestellt werden. Zweizeitig infizierte Tiere, die mit einem schwach virulenten Tuberkelbacillenstamm vorbehandelt waren und nach 4 Wochen mit stark virulenten Bacillen infiziert wurden, ließen durch die Quarzstaubinhalation keine Abschwächung ihres durch die Erstinfektion erworbenen Immunitätszustandes erkennen. Die Quarzstaubinhalation bewirkte demnach im Gegensatz zu den Befunden anderer Untersucher keine Durchbrechung der Tuberkuloseimmunität.

Beintker, Münster, berichtet über die Ergebnisse von Tierexperimenten durch Einwirkung von Kieselgurstaub auf Kaninchenlungen. Die Tiere sind mit Diatomeen beatmet worden. Die Diatomeen lassen sich vermöge ihrer Zeichnung im Lungengewebe leicht wiederfinden. Es zeigt sowohl Alveolarepithel wie auch Bronchialepithel die Fähigkeit, die Diatomeen einzuschließen. Daneben zeigen aber die Diatomeen auch das Bestreben ohne Mitwirkung der Zellen in das Gewebe einzudringen.

Bei längerer Beatmung tritt in den Lungen Knötchenbildung verschiedener Typen auf.

Ein Typ, der in der menschlichen Lunge bisher nicht nachgewiesen ist, liegt in den Alveolen, hat sich anscheinend im Zwischengewebe gebildet und drängt sich in die Alveole ein. Das Alveolarepithel verwandelt sich zu einer Bindegewebskapsel.

Ein zweiter Typ besteht aus lymphatischem Gewebe und zeigt den deutlichen Bau des menschlichen Staublungenknötchen. In den Maschen des Bindegewebes liegen Diatomeen.

Die ausführliche Veröffentlichung des Befundes ist in Virchows Archiv erfolgt.

Siegmund, Stuttgart: Schon seit dem Jahre 1929 sind an meinem Institut Untersuchungen im Gang, die im Sinne Begers im Experiment die Erzeugung silikotischer Gewebsveränderungen erstreben. Wir haben zunächst mit Inhalationsversuchen gearbeitet, uns aber überzeugen müssen, daß wenigstens für unsere Versuchstiere nur sehr schwer verwertbare Resultate zu erzielen sind, insbesondere, wenn man Wert darauf legt, auch die quantitativen Verhältnisse des eingeatmeten Staubes zu berücksichtigen und reine Staubarten (die man dabei in großer Menge benötigt) zu benutzen.

Wir sind daher bewußt dazu übergegangen, den zu untersuchenden Staub intravenös in den Tierkörper hereinzubringen. Zur Verwendung gelangten staubförmige verschiedenartige Mineralien, darunter Quarz, Glimmer (Muskovit), Hornblendenasbest, Feldspat, Gips, Bariumsulfat, kolloidale Silber- und Goldlösungen, Thoriumverbindungen usw. Bei der intravenösen Einspritzung werden die eingebrachten Stoffe durch das Reticuloendothel gespeichert und in charakteristischer Weise verteilt. Während in der Lunge nur ganz grobe Teilchen in den Capillaren stecken bleiben, gelangen die feinsten Teilchen vor allem in die Leber und über diese hinaus in die portalen Lymphknoten. Gerade die Leber hat sich uns als ein Objekt erwiesen, an dem es möglich ist, entstehende Veränderungen von ihren ersten Anfängen bis zum Höhepunkt der Entwicklung zu studieren. Wir können bisher aus unseren Untersuchungen den Schluß ziehen, daß es mit kieselsäurefreien Mineralien auch bei jahrelanger Verweildauer im Körper nicht gelingt, schwielige Gewebsveränderungen zu erzeugen. Auch mit Silicaten ist es uns in der bisher verflossenen Zeit nicht gelungen, echte Schwielenbildungen hervorzurufen. Dagegen entstehen bei der Einverleibung solcher Stoffe sehr leicht und rasch riesenzellhaltige Granulome, in denen die groben und feineren Staubteilchen mit geeigneter Methodik nachzuweisen sind. Wir möchten aber derartige Granulome nicht ohne weiteres als ein vollwertiges Äquivalent der beim Menschen zu beobachtenden silikotischen Gewebsveränderungen bezeichnen, sondern verlangen den Nachweis einer völlig schwieligen Umwandlung des Granuloms in eine hyaline, zellfreie, narbenartige Masse. Daher möchten wir auch die schönen Demonstrationen von Beintker nicht in dem Sinne auswerten, daß es ihm gelungen ist, mit Diatomeen eine Silikose der Lungen zu erzeugen. Was er erzeugt hat, sind Fremdkörpergranulome und miliare Fremdkörperpneumonien, die sich auch mit anderen, nicht kieselsäurehaltigen Fremdkörpern leicht in der Lunge erzeugen lassen. Der Nachweis einer schwieligen Umwandlung dieses Granulationsgewebes muß noch erbracht werden.

In unseren eigenen Versuchen ist es uns bisher nur mit pulverisiertem Quarz gelungen, echte, den menschlichen Veränderungen völlig identische silikotische Schwielen in der Leber, der Milz, den Lymphknoten, aber auch der Lunge zu erzeugen. Unsere Untersuchungen, über die wir zum erstenmal auf der Tagung südwestdeutscher Pathologen in Kassel 1933 berichtet haben, stehen in bester Übereinstimmung mit den neuerlichen Angaben von Giese. An der Identität der von uns erzeugten gewerblichen Veränderungen durch reinen Quarz mit den Schwielen in menschlichen silikotischen Lungen kann kein Zweifel bestehen.

Sehr bemerkenswert ist es, daß wir mit verschiedenen Silicaten bisher keine Schwielenbildungen hervorrufen konnten, wenigstens nicht in der gleichen Zeitdauer, die zur Erzeugung von Quarzschwielen ausreichend war. Es mag sein, daß hier die zeitlichen Verhältnisse eine Rolle spielen. Vielleicht werden wir auch bei der Auswahl der zu untersuchenden Stoffe uns noch besser mit den Mineralogen zu verständigen haben und in erster Linie solche Silicate auswählen, deren Löslichkeitsverhältnisse entsprechend der Krystallstruktur besonders günstig zu sein scheinen.

Bei unseren Untersuchungen ist es uns immer wieder aufgefallen, daß innerhalb der erzeugten silikotischen Schwielen die Menge des nachweisbaren krystallinischen Quarzes auffallend gering ist. Dagegen finden wir bei geeigneter Untersuchungstechnik die Ablagerung einer sehr feindispergierten, wohl quarzhaltigen Substanz in und zwischen den schwieligen Fasern. Auch aus anderen, hier nicht zu erörternden Erwägungen heraus hatten wir den Eindruck, daß die einverleibte krystallinische Kieselsäure unter den Bedingungen des Körpers aufgelöst wird. Dabei spielen Teilchengröße und Oberflächenwirkung die allergrößte Rolle. Unsere Vorstellungen über die Bedeutung der gelösten Kieselsäure als Schädigungsfaktor haben uns veranlaßt, Untersuchungen mit gelöster Kieselsäure vorzunehmen. Wir benutzten dazu ein völlig eiweiß- und elektrolytfreies Kieselsäuresol, mit dem es uns bei intravenöser Einspritzung gelungen ist, in der Leber ausgedehnteste Schwielenbildungen diffuser Art zu erzeugen, die zwar in der Form (wegen der Verteilungsverhältnisse) nicht mit silikotischen Schwielen übereinstimmen, aber ihrem Wesen nach mit solchen Veränderungen als identisch bezeichnet werden müssen.

Auf jeden Fall haben unsere Untersuchungen gezeigt, daß reine Kieselsäure in Gestalt des Quarzes oder in gelöster Form allein, ohne Mitwirkung anderer Schädigungen imstande ist, echte silikotische Schwielen hervorzurufen. Bei Kombinationen unserer Versuche mit tuberkulösen Infektionen haben wir einen Einfluß solcher zusätzlicher und begleitender Erkrankungen auf Entstehung und Ablauf der Veränderungen nicht feststellen können. Trotzdem gehen unsere eigenen Erfahrungen beim Menschen dahin, daß weniger für die Entstehung der Schwielen an sich als für die Weiterentwicklung des ganzen Leidens das Schicksal der Kranken, die Tuberkulose, eine sehr wesentliche Rolle spielt. (Vgl. Verh. dtsch. path. Ges. **1934** — Ärztl. Sachverst.ztg **1934**, Nr 21.)

Bruns, Gelsenkirchen: Die heute hier gehaltenen Vorträge und auch die Aussprache haben gezeigt, daß wir bezüglich der Entstehung der Silikose noch am Anfang der Forschung stehen und daß auf allen hier behandelten Gebieten weitere Untersuchungen, an denen nicht nur Ärzte, sondern auch Bergbautechniker, Chemiker und Mineralogen zusammenarbeiten müssen, notwendig sind. Mit der Frage der Schädlichkeit von Gesteinsstaub habe ich mich seit einer Reihe von Jahren zusammen mit den Herren Professor Ceelen, Bonn, und Professor Heymann, Berlin, beschäftigt, allerdings von einem etwas anderen Gesichtspunkte aus, nämlich mit dem Staub, der zur Bekämpfung von Schlagwetterexplosionen in großem Umfang in die Steinkohlengruben hineingebracht wird. Dadurch wird ja zweifellos an manchen Stellen wenigstens gelegentlich auch der Staubgehalt der Grubenluft vermehrt. Interessant ist nun der Umstand, daß im Ruhrkohlenbezirk nach unserem reichlichen Beobachtungsmaterial an Menschen und Grubenpferden, trotzdem die Explosionsbekämpfung mit Staub seit mehr als 10 Jahren betrieben wird, irgendwelche Fälle von Silikose, die diesem künstlich hineingebrachten Staub zuzuschreiben sind, nicht bekannt geworden sind, während bisher alle Fälle von Silikose auf Bohrstaub, d. h. den in Gesteinsbetrieben beim Bohren und anderen Arbeiten entstehenden natürlichen Staub, zurückgeführt werden mußten. Das kann zunächst dadurch erklärt werden, daß wir uns bemühen, durch Untersuchung den uns als gefährlich erscheinenden Staubarten auszuschalten. Außerdem sind wir der Anschauung, daß doch auch die Art der — einmal bei der Gesteinsbohrung, andererseits beim Streuen — geleisteten Arbeit, ferner die Dauer des Aufenthalts in den staubgefährlichen Stellen und die Konzentration des Staubes mit von Einfluß auf die Entstehung der Silikose ist. Die Frage der Gefährlichkeit des Gesteinsstaubes aber glauben wir nicht nur nach einem Gesichtspunkt, etwa auf Grund der chemischen Untersuchung allein, oder der physikalischen Prüfung allein, oder der mikroskopischen Untersuchung allein, oder auf Grund von Beatmungsversuchen an Tieren allein entscheiden zu können, sondern ziehen alle Untersuchungsmethoden, aber auch die Erfahrungen, die in anderen Berufen mit der Verwendung gleichen Staubes gemacht sind, zu diesem Zweck heran. Jedes einzelne Untersuchungsverfahren hat seine Schwächen. Für die chemische Untersuchung benutzen wir nach vielen vergeblichen Versuchen nach wie vor die bekannten Methoden von Treadwell und Janßen, wobei wir uns durchaus bewußt sind, daß diese Methoden behelfsmäßig sind und Fehlerquellen ergeben. Wenn wir auch die Ungenauigkeiten dieser Methoden nicht so hoch einschätzen, wie Jötten das getan hat, so gebe ich gern zu, daß Ungenauigkeiten von 2—4%, gelegentlich auch höher, dabei vorkommen, selbst bei ein- und demselben Beobachter und bei dem gleichen Staub. Bei dem Zweck, auf den es ankommt, und bei der verhältnismäßig großen Gleichartigkeit der hier zur Verwendung kommenden Staubarten, haben solche Unterschiede aber keine allzu große praktische Bedeutung. Andererseits haben wir auch versucht, durch Aufschlämmen und Zentrifugieren die einzelnen Fraktionen des Staubes voneinander zu trennen. Dabei sind aber Schwierigkeiten insofern aufgetreten, als man selbst bei den feinsten Staubkörnchen nicht oder nur selten einheitliches Material hat, sondern meist ein Gemenge von verschiedenen Materialien, zu denen Quarz, Silicate der verschiedensten Art, Kalk- und Eisenverbindungen gehören. Zudem sagt die chemische Untersuchung zunächst noch nichts über die Beschaffenheit der Kieselsäure. Nach einer Arbeit von Löwe soll „Kieselsäure (SiO_2)" in 12 verschiedenen Modifikationen vorkommen können, als amorphe, krystallisierte, kolloidale, wasserhaltige Kieselsäure, gebundene und halbgebundene Kieselsäure usw. Wir wissen nicht, ob alle diese Modifikationen der „Kieselsäure" gleich schädlich sind. Wir glauben auch aus dem Grunde auf eine gewisse mikroskopische Untersuchung nicht verzichten zu können, wenn wir auch gern zugeben, daß die mikroskopische Untersuchung für sich allein vielfach keinen genügenden Anhaltspunkt gibt für die Beurteilung der Gefährlichkeit des Staubes. Ob der Quarz irgendwie chemisch oder mechanisch wirkt, wissen wir nicht. Die Mehrzahl der Forscher, namentlich auch des Auslandes, spricht sich wohl für eine chemische Wirkung aus, immerhin ist nicht zu verkennen, daß selbst bei außerordentlich feingepulverten Quarzstäuben auch die allerfeinsten Teilchen, die in die Lunge eindringen, oft spitz und scharf sind, widerhakenähnliche Gebilde zeigen und sicher vielfach in der Lage sind, mechanische Schädigungen auszuüben. Wir kennen vorläufig auch noch nicht alle Siliciumverbindungen oder sonstige Mineralien, die Silikose oder ähnliche Lungenschädigungen hervorrufen können (Vortrag von Jones über Sericit). Demgegenüber möchte ich erwähnen, daß der Bonner Pathologe Ceelen bereits vor mehreren Jahren festgestellt hat, daß er in Silikoselungen, deren Träger früher im Erzbergbau des Siegerlandes gearbeitet hatten, nicht nur Quarz, sondern auch Rutil-(Titandioxyd)krystalle und Glimmerkrystalle gefunden hat. Zur Glimmergruppe gehören sowohl Muscovit wie die Sericite; aber auch andere Mineralien werden als schädlich erwähnt, z. B. die zu den Silicaten gehörenden Asbeste und Sillimanit und der zu den Fluoriden gehörige Kryolith. Aber auch die Untersuchungen über Staubschädigungen an Lebewesen müssen fortgesetzt werden, ehe sie weitergehende praktische Bedeutung gewinnen können. Dazu gehören z. B. die heute hier vorgetragenen interessanten Beobachtungen über die Rolle der Nase für das Zustandekommen der Silikose, wobei zu beachten ist, daß die Stärke und Dauer der Ein- und Ausatmung augenscheinlich von großer Bedeutung ist für die Frage, wie tief feinste Staubteilchen in die Lungen eindringen, sinngemäß natürlich auch für die Frage, wie stark die Nase bzw. die oberen Luftwege als Filter wirken. Dasselbe gilt für die wichtigen Beobachtungen über Vermehrung des Kieselsäuregehaltes des Blutes (Vortrag Böhme und Kraut), wobei zu betonen ist, daß auch bei anderen fibrinösen Lungenerkrankungen, besonders auch beim Zerfall derartiger Prozesse der Siliciumgehalt des Blutes vermehrt sein soll. Für besonders bedeutungsvoll halte ich Untersuchungen, die von Ceelen begonnen sind und die darauf hinauslaufen, festzustellen, wie künstlich im Reagensglas weitergezüchtete lebende Gewebe auf den Zusatz verschiedener Staubarten reagieren.

Wenn so auch auf fast allen Gebieten, die sich auf die heute behandelte Krankheitsform beziehen, intensivste wissenschaftliche Forschungsarbeit notwendig ist, so möchte ich doch mit aller Bestimmtheit darauf hinweisen, daß unabhängig davon die praktischen Maßnahmen zur Verhütung der Krankheit weitergeführt werden müssen.

Bei der Untersuchung der Stäube kommt es weniger darauf an, die Kieselsäure bis zum Bruchteil eines Prozents exakt zu bestimmen, sondern nur „ungeeignete" bzw. verdächtige oder gefährliche Stäube aus der Grube fernzuhalten und das ist durch eine Heranziehung von physikalischer, chemischer, mikroskopischer und biologischer Untersuchung immerhin in den meisten Fällen möglich. Außerdem wird man in Zweifelsfällen lieber einen verdächtigen Staub aus der Grube fernhalten.

Von ausschlaggebender Wichtigkeit ist für die Verhältnisse unter Tage die Beseitigung des Bohrstaubes, und da kann ja gearbeitet werden, ohne daß die im vorigen geschilderten Probleme vollkommen geklärt sind. In der Hinsicht ist in den letzten Jahren im Steinkohlenbergbau viel Arbeit geleistet worden. (Vortrag von Ziervogel.) Die zweite praktische Maßnahme im Kampf gegen den Bohrstaub ist die körperliche Auslese der Gesteinsbergleute. Es ist anzunehmen, daß in einer Anzahl von Jahren sich die Früchte dieser Arbeiten und Maßnahmen in einer Verringerung der Zahl der Silikosekranken zeigen wird.

Weiter möchte ich darauf hinweisen, daß vielleicht auch in der Art der Bohrarbeit Verbesserungen möglich sind, aber in dieser Frage wäre es vermessen von mir, Vorschläge zu machen; es ist dazu unbedingt die Mitarbeit der technischen Sachverständigen notwendig.

Koelsch, München:
Die Silikose in der Porzellanindustrie.

In Bayern hatte ich — gemeinsam mit dem Röntgenologen Herrn Obermedizinalrat Dr. Kästle — im Laufe der Jahre rund 2600 Staubarbeiter aus den verschiedensten Industriegruppen klinisch-röntgenologisch untersucht. Wir hatten darüber bereits im Reichsarbeitsbl. **1929**, Nr 26 (Beilagenheft) und in mehreren Veröffentlichungen berichtet.

Wir haben damit wohl ein Vergleichsmaterial gewonnen, wie es von anderen Untersuchern bisher noch nicht vorgeführt werden konnte. Aber gerade diese Vergleichsmöglichkeiten sind besonders wertvoll; sie geben einen viel besseren Einblick in das Staublungenproblem und schützen vor einseitigen Auffassungen und Rückschlüssen. Wir haben aus unseren Untersuchungen eindeutig kennengelernt, daß der Gehalt des Staubes an Kieselsäure ausschlaggebend ist für die Entstehung silikotischer Veränderungen, und daß das röntgenologische Bild der verschiedenen Staublungen dadurch derart beeinflußt wird, daß der geübte Untersucher schon aus dem Röntgenbild sagen kann, welche Staubart hier wahrscheinlich zur Einwirkung gelangt war — je nach Intensität und Form der Verschattungen, Tiefe und Härte, mehr oder weniger scharfer Umrandung der Schattenflecke u. ä. m. Wir konnten aber auch sehen, daß die durch verschiedene Staubarten verursachten Staublungen bzw. Staublungenerkrankungen in Entstehung, Erscheinungsform und Ablauf gewisse Unterschiede aufwiesen.

Was im besonderen den Mineralstaub betrifft, so hatten unsere untersuchten Arbeiter mit Quarz, Kieselkreide, Sandstein, Granit, Flußspat, Muschelkalk, Porzellan, Steingut, Schamotte, Kaolin, Zement, Kalk gearbeitet. (Es folgt eine kurze Charakteristik der einzelnen Staublungenbefunde an Hand von Lichtbildern.)

Als Einleitung zum Vortrag über den Staubschutz in der Porzellanindustrie möchte ich hauptsächlich über die Eigenarten der Porzellinerlunge sprechen. Wir haben darüber wohl die umfangreichsten Erfahrungen; waren doch in der Bayerischen Porzellanindustrie i. J. 1914 rund 16000 Porzellanfabrikarbeiter tätig, davon rund 10000 eigentliche „Porzelliner". Was die Zusammensetzung des Porzellanstaubes betrifft, so enthält die „Masse" etwa Quarz 12—30%, Feldspat 17—37%, Kaolin 42—66% — die „Glasur" etwa Quarz 30%, Feldspat 30%, Kalkspat 20%, Scherben 10%, Kaolin, Marmor, Gips 10%.

Die Entwicklung der silikotischen Veränderungen braucht relativ längere Zeit. Wir fanden silikotische Veränderungen verschiedener Stadien bei Arbeitern: mit unter 5 Jahren Berufstätigkeit 0, mit 5—10 Jahren Berufstätigkeit 18%, mit 10—20 Jahren Berufstätigkeit 38,5%, mit mehr als 20 Beschäftigungsjahren 43,6%. Schwere Silikosen kommen im allgemeinen erst nach 10—20 jähriger Berufstätigkeit vor.

Gelegentlich finden sich aber auch einzelne jüngere Arbeiter mit ausgesprochener Disposition, bei denen dann relativ früh silikotische Veränderungen auftreten — ohne daß auch eine Tuberkulose nachweisbar ist. Auf diese Tatsache macht auch Holst (Rußland) aufmerksam. Frauen scheinen mehr disponiert zu sein, wie auch Hofbauer-Flatzeck bestätigte.

Mit zunehmenden Arbeitsjahren nehmen dann die Erscheinungen der Lungenverstaubung zu — wobei beobachtet wurde, daß dies bei älteren Menschen relativ rascher erfolgt („verminderte Vitalität") als bei jüngeren Menschen mit gleich vielen Beschäftigungsjahren.

Was die Anfälligkeit der einzelnen Beschäftigungsgruppen betrifft, so sind grundsätzlich die eigentlichen „Porzelliner" zu trennen von den Nebenarbeitern (Sortierer, Schleifer, Packer usw.) und Veredlern (Druckerinnen, Maler, Schmelzer). Die meisten Arbeiter üben eine ziemlich einheitliche Berufstätigkeit aus; nur gelegentlich kommt eine Abwanderung in andere Beschäftigungsgruppen vor.

Was den Gefährdungsgrad betrifft, so sind diese „Nebenarbeiter" kaum gefährdet, wohl aber in hohem Grade die „Porzelliner", und zwar verschieden nach Beschäftigungsgruppen (beginnend mit den am meisten belasteten): Verputzerinnen (Glühboden) und Putzerinnen; Dreher, Gießer, Former; Massemüller; Glasurerinnen; Kapseldreher, Chamottearbeiter; Brennhausarbeiter.

Immerhin kann auch von einer Ubiquität des Staubes in einer Porzellanfabrik gesprochen werden; denn tatsächlich gibt es in sämtlichen Räumen einschließlich der Treppen und Höfe feinsten Staub — so daß es nicht wundernehmen kann, wenn gelegentlich einmal auch einer der Nebenarbeiter oder Veredler silikotische Veränderungen aufweist — allerdings fast nie solche 2. oder 3. Grades —, oder wenn der Staub verschlimmernd auf eine Tuberkulose bei diesen Gruppen wirkt. Unter 500 erstmals untersuchten fanden wir bei 45% mehr oder weniger ausgeprägte silikotische Veränderungen.

Zum klinischen Bild wäre kurz zu sagen, daß der bronchitisch-asthmatische Charakter stark im Vordergrunde steht. Im Röntgenbild sind die weichen Herdschatten mit starker Neigung zur Flächenverschattung eigentümlich. Bei den Brennhaus und Kapselarbeitern findet man meist atypische Bilder („Brennerlunge"). Tuberkulöse Komplikationen sind relativ häufig (negative Berufsauslese!); der Verlauf der Tuberkulose ist meist langsam; erst in den Endstadien erfolgt ein rascher Verfall. Kreislaufstörungen sind nicht selten.

In diesem Zusammenhange verdient aber eine Tatsache betont zu werden, welche versicherungsmedizinisch besonders interessiert und auf die auch Hofbauer-Flatzek hingewiesen hatte: Gelegentlich finden sich schwere Silikosen nach 6—10jähr. Beschäftigungsdauer (4 jähr. Arbeit als Dreherin!) — und zwar bei Leuten, die inzwischen aus der Porzellinerarbeit ausgeschieden waren und seither nie mehr Gelegenheit hatten, Porzellanstaub einzuatmen. Hier hatte also die nur kurze Porzellinerarbeit genügt, um derartig ausreichende Depots im Lungengewebe zu setzen, so daß durch langsame Lösung der deponierten Kieselsäureherdchen im Laufe einer späteren staubfreien Zwischenzeit von 10—40 Jahren eine schwere Silikose entstehen konnte! — Mir ist nicht bekannt, ob auch bei anderen Staubarten derartige Spätsilikosen gesehen worden sind.

Jedenfalls weisen derartige Beobachtungen auf die maßgebende Bedeutung der individuell-verschiedenen Reaktion, der konstitutionellen Rückwirkungen hin, wie denn W. Schultz auch die schwere asthmatische Reaktionsform der Porzellinerlunge bei röntgenologisch noch nicht schwerem Röntgenbild als konstitutionell-bedingte Eigenart anspricht. Dieser Autor will daher in solchen Fällen die Entstehung des klinischen Bildes und die Verursachung des Röntgenbefundes trennen. Es kann selbst eine erhebliche silikotische Veränderung des Lungengewebes lange Jahre ohne nennenswerte Beeinträchtigung vertragen werden, bis endlich einmal die klinische asthma-bronchiale Reaktion einsetzt und die Erwerbsfähigkeit behindert. Es könnte also der Zeitraum, der bei älteren Arbeitern für die „Verursachung" einer schweren Staublunge erforderlich ist, nach Prüfung von Fall zu Fall unter Umständen nur auf Wochen und Monate abzumessen sein. Versicherungsmedizinisch scheint mir eine derartige Auffassung von weittragender Bedeutung zu sein. Es ist jedoch hier nicht der Ort, dazu Stellung zu nehmen.

Ich komme damit zu den Ergebnissen unserer Nachuntersuchungen. Von den bisher geladenen 175 Arbeitern hatten wir leider nur 69 erfassen können — 97 kamen nicht mehr, weil verzogen oder nicht mehr auffindbar, erkrankt oder ablehnend — 10 waren gestorben, durchwegs an Silikotuberkulose. Bei der Mehrzahl der Nachuntersuchungen fand sich eine deutliche Zunahme der silikotischen Veränderungen; dagegen war ein Neuauftreten von Tuberkulose nur in wenigen Fällen zu verzeichnen. Dabei erfolgte die Entwicklung der Silikose in der schon geschilderten Form, als multipel-kleinfleckige Dissemination, im Auftreten von Wabenstruktur, in einer geringen Zahl in Form von Neuauftreten von Konglomeratschatten neben der multipel kleinfleckigen Dissemination, bei einigen in Zunahme der Hiluszeichnung an Größe und von trockenen pleuritischen Komplikationen.

Das Ergebnis der Nachuntersuchungen ist insofern betrübend, als auch die Kontrolle durch Fürsorgestellen dem weiteren Auftreten silikotischer Veränderungen und Übergängen leichterer Silikosen in schwerere nicht vorzubeugen vermochte — wenn auch heute die allgemeinen Gesundheits- und insbesondere die Tuberkuloseverhältnisse z. B. im oberfränkischen Porzellangebiet wesentlich günstiger liegen als vor 10 Jahren in der Zeit unserer ersten Untersuchungen.

Wie bereits erwähnt, erfolgt der Tod bei den staublungenkranken Porzellinern meist an Silikotuberkulose. Es gibt aber auch bei den Porzellinern eine reine Silikose ohne Tuberkulose. Über ein gehäuftes Vorkommen von Lungenkrebs evtl. im Zusammenhang mit der Staubreizung ist nichts bekannt.

Die arbeits- und versicherungsmedizinische Bedeutung der Porzellinerlunge ist für Bezirke mit größerer Porzellanindustrie eine gewaltige. Um so bedeutsamer erscheinen die Forderungen nach einer Assanierung.

Die technischen Maßnahmen werden im nachfolgenden Vortrag des Herrn Hartmann eingehend erörtert; ich möchte noch einige mehr ärztliche Forderungen unterstreichen, die wir bereits in unserer Veröffentlichung im Reichsarbeitsbl. **1929** niedergelegt hatten; sie lassen sich in nachstehende Schlagworte zusammenfassen: Fernhaltung einer offenen Tbc. und rechtzeitige Ausschaltung fortschreitender Silikosen — daher Aufnahme- und periodische Zwischenuntersuchung — Jahresurlaub für die besonders gefährdeten Arbeitergruppen — eingehende Assanierung der Betriebe unter besonderer Beachtung der Staubgefahr.

Die Verhütung von Silikoseerkrankungen in der Porzellanindustrie.

Von Dipl.-Ing. **Hartmann** (Töpferei-Berufsgenossenschaft), Berlin.

Porzellan wird — scharfe Grenzen gibt es in der Keramik nicht — etwa folgendermaßen definiert: es ist eine undurchlässige, dichte (gesinterte) Tonware mit oder ohne Glasurüberzug aus weißbrennenden Rohstoffen mit halbverglaster, an der Zunge nicht haftender Bruchfläche und mit durchscheinendem Scherben. Es ist fast vollkommen säurefest — nur Flußsäure greift den glasierten und auch unglasierten Scherben an —, besitzt eine große Widerstandsfähigkeit gegen mechanische Einwirkungen, einen hohen elektrischen Widerstand und verträgt plötzlichen Temperaturwechsel. Infolgedessen eignet es sich vorzüglich zur Herstellung von Geschirr, chemisch-technischen und elektrotechnischen Geräten.

Je nach der Zusammensetzung der Massen und der Höhe der Brenntemperatur unterscheidet man Hartporzellane und Weichporzellane. Hartporzellane sind die chemisch-technischen und elektrotechnischen Geräte sowie der größte Teil des in Deutschland hergestellten Geschirrs. Von den Weichporzellanen sind für Deutschland nur die Frittenporzellane, wie z. B. Knöpfe, Perlen und künstliche Zähne, sowie die Parian- und Biskuitporzellane, die hauptsächlich zur Herstellung von Kunstgegenständen verwandt werden, von Bedeutung.

Porzellan besteht aus Tonsubstanz, Quarz und Feldspat, und zwar

Hartporzellan aus 40—60% Tonsubstanz,
              25—40% Quarz,
              20—30% Feldspat;

Weichporzellan aus 25—40% Tonsubstanz sowie Quarz und Feldspat in verschiedenen Verhältnissen.

Die Tonsubstanz bildet den plastischen Bestandteil der Masse. Je reicher diese an Tonsubstanz ist, desto besser läßt sie sich bei der Formgebung verarbeiten. Doch ist die Höhe der Tonsubstanz allein hierfür nicht maßgebend, sondern von ausschlaggebender Bedeutung ist die bei den zahlreichen Tonarten durchaus verschiedene Bildsamkeit. Daneben muß die zu verwendende Tonart feuerfest sein, darf aber solche Stoffe nicht enthalten, die im Brande eine Mißfärbung des Scherbens hervorrufen. Infolgedessen scheidet die Verwendung der eigentlichen feuerfesten Tone im allgemeinen aus; sie ist nur dort möglich, wo, wie z. B. bei technischen Porzellanen, keine besonderen Ansprüche in bezug auf die Weiße des Scherbens gestellt werden. In allen übrigen Fällen ist man auf die Verwendung weißbrennender Kaoline angewiesen.

Quarz und Feldspat werden der Masse als Magerungsmittel zugesetzt, um die Bildsamkeit und die beim Trocknen und beim Brennen eintretende Schwindung herabzusetzen. Ihre Hauptaufgabe erfüllen sie jedoch erst während des Brandes. Der Feldspat dient hierbei als Flußmittel, da er bei der hohen Brenntemperatur schmilzt und die Zwischenräume zwischen den ungeschmolzenen Bestandteilen der Masse ausfüllt. Der Quarz löst sich während des Brandes teilweise im Feldspat, erhöht dadurch dessen Zähflüssigkeit und verbessert somit die Standfestigkeit des Scherbens. Theoretisch besteht die Möglichkeit, den Quarz restlos in dem vorhandenen Feldspat aufzulösen. Praktisch wird dies aber nur selten erreicht, da es ohne Nutzen ist, den Brand solange fortzusetzen, bis diese Umwandlung eingetreten ist.

Daß die einzelnen Massen in ihrer Zusammensetzung außerordentlich voneinander abweichen müssen, leuchtet ein, wenn man sich der verschiedenartigsten Anforderungen erinnert, denen das Porzellan genügen muß. Doch würde es zu weit führen, hierauf näher einzugehen. Es erscheint jedoch notwendig, einiges über die Rohstoffe selbst zu sagen.

Kaolin ist das im allgemeinen an primärer Lagerstätte ruhende Zersetzungsprodukt solcher Gesteine, die als Mineralien Quarz, Feldspat und Glimmer enthalten. Während bei dem Verwitterungsvorgang der Quarz unverändert blieb, wurde der größte Teil der Kieselsäure des Feldspats in eine lösliche Form übergeführt, und es entstand unter chemischer Bindung von Wasser ein wasserhaltiges Tonerdesilicat von der Zusammensetzung $Al_2O_3 \cdot 2\,SiO_2 \cdot 2\,H_2O$, der sog. Kaolinit, mit einem Gehalt von 39,7% Tonerde, 46,4% Kieselsäure und 13,9% chemisch gebundenem Wasser. Der Rohkaolin ist ein Gemisch von Kaolinitteilchen, wenig unzersetztem Feldspat und zahlreichen Quarzkörnern verschiedenster Größe. Zur Porzellanherstellung wird ausschließlich geschlämmter Kaolin verwandt.

Das Schlämmen bezweckt, eine möglichst reine Tonsubstanz zu erhalten und geschieht unter Ausnutzung der verschiedenen Korngrößen und der verschiedenen spezifischen Gewichte. Infolgedessen werden nicht nur gröbere Quarzkörner, sondern auch zum größten Teil eisenhaltige Mineralien ausgewaschen. Etwa vorhandener feinster Quarz dagegen geht ebenfalls in das Schlämmgut über, und es enthalten daher die geschlämmten Kaoline neben der Tonsubstanz stets mehr oder weniger Quarz.

Im Gegensatz zu den Kaolinen befinden sich die feuerfesten Tone fast stets an sekundärer oder tertiärer Lagerstätte. Sie haben sich während der Tertiärzeit aus Kaolinlagern gebildet. Auf dem Wege von der einen zur anderen Lagerstätte haben sie einen natürlichen Schlämmprozeß durchgemacht und sind dadurch zwar von den im Rohkaolin enthaltenen groben Quarzbeimengungen befreit worden, haben sich aber gleichzeitig mit Teilen der vom Wasser in gelöstem und auch ungelöstem Zustande mitgeführten Stoffe vermischt und mit diesen abgesetzt. Infolgedessen enthalten diese Tone, deren Hauptbestandteil wie beim Kaolin ein Tonerdesilicat ist, das im allgemeinen ebenfalls der Formel $Al_2O_3 \cdot 2\,SiO_2 \cdot 2\,H_2O$ entspricht, neben feinem und feinstem Quarzsand stets einen größeren oder geringeren Gehalt an organischen Beimengungen, fein verteilten Eisenverbindungen, kohlensaurem und schwefelsaurem Kalk usw.

Von den in der Natur vorkommenden verschiedenen Arten von Feldspat wird zur Porzellanherstellung fast ausschließlich der Kalifeldspat verwandt, von der Zusammensetzung $K_2O \cdot Al_2O_3 \cdot 6\,SiO_3$ mit einem Gehalt von 16,9% Kali, 18,3% Tonerde und 64,8% Kieselsäure.

Der Quarz ist reines Kieselsäureanhydrid (SiO_2), kurz Kieselsäure genannt. Zur Porzellanherstellung wird neben schwedischem und norwegischem Gangquarz hauptsächlich reiner Quarzsand verarbeitet.

Die Herstellung des Porzellans geschieht auf folgende Weise:

Quarz und Feldspat werden zunächst auf Kollergängen vorzerkleinert, sodann in Trommelmühlen feingemahlen. Der im allgemeinen geschlämmt bezogene Kaolin wird in Rührbottichen in Wasser gelöst und mit dem feingemahlenen Quarz und Feldspat innig vermischt. Dieses leichtflüssige Gemisch läßt man unter Zwischenschaltung engmaschiger Siebe in Sammelbehälter ablaufen, in denen die Masse, um ein Absetzen zu verhindern, mit Rührarmen in ständiger Bewegung gehalten wird. Aus den Sammelbehältern wird die Masse in Filterpressen gepumpt und ihr auf diese Weise das Wasser soweit wie möglich wieder entzogen. Je nachdem, ob nun die Formgebung durch Drehen, Gießen oder Pressen geschehen soll, erfolgt die weitere Massezubereitung; und zwar werden die aus der Filterpresse kommenden Massekuchen entweder auf Masseschlagmaschinen durch Drücken und Schlagen auf das innigste durchgeknetet und von der in ihr enthaltenen Luft befreit, oder sie werden unter Zusatz von Soda und möglichst wenig Wasser zu einem dickflüssigen, sahneartigen Schlicker aufgelöst, oder schließlich werden die Massekuchen feingemahlen und mit Öl und Wasser vermischt.

Das Drehen erfolgt auf der Töpferscheibe oder Drehspindel entweder freihändig oder vermittels Gipsformen unter Zuhilfenahme von Holz- oder Eisenschablonen. Man unterscheidet das Eindrehen und das Überformen. Die gedrehte Ware läßt man so lange in oder auf der Form stehen, bis sie so weit getrocknet ist, daß sie, wenn auch vorsichtig, weiterbehandelt werden kann. Nunmehr werden die Stücke aus der Form genommen und einige Zeit getrocknet, sodann werden sie abgedreht oder gerändelt, etwa vorhandene Nähte verputzt, gegebenenfalls Henkel und Füße angesetzt (garniert). Zum Schluß wird die Oberfläche mit einem feuchten Schwamm geglättet und die Ware alsdann fertig getrocknet.

Beim Gießen wird der Schlicker in Gipsformen gegossen. Der porige Gips saugt einen Teil des Wassers in sich auf, so daß sich an den Wandungen je nach der Zeitdauer eine dünnere oder dickere Masseschicht absetzt. Sobald die gewünschte Scherbenstärke erreicht ist, wird der überschüssige Schlicker abgegossen, und man erhält so einen Hohlkörper, ohne daß, wie beispielsweise in der Eisengießerei, ein Kern verwandt werden muß. Nach einiger Zeit werden die gegossenen Stücke der Form entnommen, verputzt, zusammengesetzt, verschwämmt und sodann getrocknet.

Das Pressen von Porzellangegenständen geschieht in Stahlformen, sog. Matrizen. Gepreßt werden hauptsächlich Niederspannungsmaterial, wie Schalterteile, Abzweigdosen, ferner Griffe, Flaschenverschlüsse, Futternäpfe für Vogelbauer u. ä. Die gepreßten Stücke werden zunächst getrocknet und sodann verputzt.

Nachdem die Rohware genügend lange vorgetrocknet ist, wird sie in Kapseln gefüllt und im Glühofen bei etwa 800° C verglüht oder verschrüht. Beim Verglühen wird das chemisch gebundene Wasser ausgetrieben, die Gegenstände erlangen eine höhere Festigkeit, behalten aber noch immer so viel Porigkeit, um die erforderliche Menge Glasur annehmen zu können. Nach dem Verglühen wird die Ware abgestaubt und glasiert.

Die Porzellanglasuren haben die Zusammensetzung sehr schwer schmelzbarer Gläser; zu ihrer Herstellung werden hauptsächlich Feldspat, Kaolin, Quarz, Marmor oder Kalkspat, Magnesit, Dolomit, Pegmatit und sehr häufig auch Porzellanscherben, und zwar sowohl Glüh- als auch Glattscherben verwandt. Die Zerkleinerung dieser Stoffe erfolgt ebenfalls auf Kollergängen und in Trommelmühlen.

Das Glasieren geschieht im allgemeinen durch Eintauchen der verglühten Ware in die Glasur, teilweise auch durch Spritzen. Unter Umständen kann man auch davon absehen, die Stücke vor dem Glasieren zu verglühen; so werden beispielsweise größere Isolatoren und ähnliche Erzeugnisse mit dickem Scherben meist roh glasiert, nachdem sie außerordentlich sorgfältig getrocknet worden sind.

Nach dem Glasieren erfolgt das Glasurverputzen. Hierbei werden einerseits die Stellen, an denen zuviel Glasur haftet, von der überschüssigen Menge befreit und wird andererseits auf solche Stellen, die infolge des Anfassens beim Glasieren ohne Glasur verblieben sind, Glasur aufgetragen. Diese Arbeiten geschehen von Hand unter Benutzung von Messern, Pinseln und Filzstücken. Ferner ist es erforderlich, daß jedes Stück an den Stellen von der Glasur befreit wird, die als Stützpunkte bei dem folgenden Brande dienen sollen. Dies muß geschehen, um zu verhüten, daß die Gegenstände beim Brande infolge Flüssigwerdens der Glasur an die Kapseln anschmelzen. Zu diesem Zweck wird die Glasur bei Tellern, Schüsseln u. dgl. am unteren Rande, bei anderen Körpern an entsprechenden Stellen auf Glasurputzmaschinen sorgfältig entfernt.

Nunmehr füllt man die Ware in Kapseln und setzt darauf diese in den Glattofen ein. Der Glattbrand von Hartporzellan erfolgt bei etwa 1380 bis 1460° C; derjenige von Weichporzellan bei etwa 1200 bis 1380° C. In ihm vollziehen sich die oben bereits dargestellten physikalischen und chemischen Veränderungen in der Porzellanmasse, darauf schmelzen die Bestandteile der Glasur und überziehen den Gegenstand mit einer Glasschicht.

Die zum Porzellanbrennen verwandten Öfen sind fast ausschließlich mehrstöckige Rundöfen mit im allgemeinen 2, seltener 3 Stockwerken. Im untersten Ofenraum, um den herum die Feuerungen angebracht sind, erfolgt der Glattbrand, in dem darüberliegenden der Glühbrand. Bei 3stöckigen Rundöfen wird der eine der beiden oberen Ofenräume für den Glühbrand, der andere zum Vorbrennen der Kapseln benutzt. Aus dem Aufbau der Öfen mit mehreren Stockwerken übereinander ergibt sich die Anordnung der einzelnen Abteilungen. Die Porzellanfabriken sind daher fast durchweg mehrstöckige Gebäude, in derem Erdgeschoß das Brennhaus, darüber — am Glühofen — die Glasurstube sowie meist auch die Kapseldreherei und in deren weiteren Stockwerken die Dreherei und Gießerei untergebracht sind, und zwar befinden sich Dreherei und Gießerei häufig in denselben Räumen. Bei 3stöckigen Rundöfen befinden sich Kapseldreherei und Glasurerei meist je in einem besonderen Stockwerk. Das Dachgeschoß findet in der Regel als Formboden Verwendung. Die Massemühle sowie die noch zu behandelnde Schamotteaufbereitung, Formgießerei, Sortiererei, Schleiferei und Malerei werden je nach den örtlichen und betrieblichen Verhältnissen in besonderen Anbauten oder an für sie besonders günstig gelegenen Stellen in dem einen oder anderen Stockwerk untergebracht.

Neben den Rundöfen seien noch die Tunnelöfen erwähnt. Während man die Rundöfen nach jedem Brande abkühlen lassen muß, damit das Ausnehmen der gebrannten und das Einsetzen der zu brennenden Ware erfolgen kann, stehen die Tunnelöfen in ununterbrochenem Betrieb. Diese Öfen bestehen aus einem Tunnel von etwa 80—100 m Länge mit feststehender Brennzone in der Mitte, einer Vorwärm- und einer Abkühlzone. Die zu brennende Ware wird in Kapselstößen von etwa 1,5 m Höhe auf Wagen durch den Tunnelofen geschoben, wird in der Vorwärmzone langsam erwärmt, in der Scharffeuerzone gar gebrannt und in der Abkühlzone abgekühlt. Der Glühbrand erfolgt in einem zweiten Tunnelofen. Bei Tunnelofenbetrieb können die einzelnen Abteilungen in Flachbauweise nebeneinander angeordnet werden.

Nach erfolgtem Glattbrande wird das Porzellan den Kapseln entnommen und sortiert. Dabei werden meistens gleichzeitig etwa an den Bodenstellen anhaftende Quarzkörnchen, mit denen die Kapseln vor dem Einsetzen des Geschirrs ausgestreut worden waren, abgerieben. Weitere Unebenheiten, die infolge der Verwendung von Brennhilfsmitteln, sog. Pomsen, oder dadurch entstanden sind, daß sich während des Brandes Körnchen aus der darüberstehenden Kapsel gelöst haben, auf die Ware gefallen und eingebrannt sind, werden in der Schleiferei in der allgemein üblichen Weise abgeschliffen und die dadurch entstandenen matten Stellen poliert. Unebenheiten am Fuß größerer Stücke, wie Schalen, Platten, Figuren, werden auf der Abreißscheibe beseitigt.

Die etwaige farbige Ausschmückung erfolgt entweder durch Unterglasurmalerei oder durch Aufglasurmalerei. Die Unterglasurmalerei wird auf den verglühten Scherben aufgetragen und dieser darauf glasiert und gargebrannt. Die Aufglasurmalerei geschieht durch Bemalen oder Bedrucken des fertig gebrannten Porzellans und nochmaliges Brennen oder Schmelzen bei etwa 800—900° C.

Die Schilderung der eigentlichen Porzellanherstellung ist damit beendet; es sei jedoch noch auf 2 Punkte näher eingegangen, die mehrfach kurz berührt wurden.

Bei der Formgebung durch Drehen und Gießen wurden die dabei benutzten Gipsformen erwähnt. Ihr Werdegang ist folgender. Zunächst stellt der Modelleur den gewünschten Gegenstand aus Modellierton oder nach Zeichnung aus Gips her. Dieses Modell zerlegt der Modelleinrichter soweit erforderlich in einzelne Teile, gießt von diesen Einzelteilen die sog. Mutterformen aus Gips ab und stellt sodann mit deren Hilfe die eigentlichen Gipsmodelle her. Diese Modelle benutzt nunmehr der Formengießer zur Herstellung der Arbeitsformen. Es ist natürlich durchaus möglich und auch vielfach üblich, daß ein und dieselbe Person mehrere oder alle diese Arbeiten ausführt, wesentlich aber ist, und das sei besonders hervorgehoben, daß Modelleure, Modelleinrichter und Formengießer keine Porzellanmasse verarbeiten, sondern nur Gips. Man muß stets zwischen dem Formengießer, der die Gipsformen herstellt, und dem Gießer oder Porzellangießer, der die Gipsformen benutzt, scharf unterscheiden.

Wie bereits gesagt, wird die Rohware sowohl beim Glüh- als auch beim Glattbrande dem Feuer nicht unmittelbar ausgesetzt, sondern zuvor in Kapseln gefüllt. Diese Kapseln erfüllen einen doppelten Zweck. Zunächst schützen sie das Brenngut vor Verunreinigungen durch Flugasche, sodann ermöglichen sie überhaupt erst eine wirtschaftliche Ausnutzung des Brennraumes, indem sie die Traggestelle für die Rohware im Ofen bilden. Beim Glühbrande können zwar die Gegenstände, z. B. Teller, in Stapeln aufeinandergestellt werden, aber nur in solcher Höhe, daß während des Brandes keine Formveränderung durch die Belastung eintreten. Man stellt daher im Glühofen die Ware, soweit es die Form der Gegenstände zuläßt, stapelweise in Kapseln und diese stoßweise übereinander. Im Glattbrande jedoch würden sich berührende Stücke zusammenschmelzen. Infolgedessen dürfen hierbei die Gegenstände nicht aufeinander und nur mit ausreichendem Abstande nebeneinander gesetzt werden, und es erfordert daher beispielsweise jeder Teller und jede Schüssel eine Kapsel für sich; nur von kleineren Gegenständen wie Tassen kann man mehrere in eine Kapsel nebeneinander füllen. Auch im Glattofen werden dann die Kapseln stoßweise übereinandergestellt.

Es ist hiernach einleuchtend, daß die Kapseln neben der bedeutenden Feuereinwirkung auch eine hohe mechanische Beanspruchung aushalten müssen. Auf ihre Herstellung muß daher ganz besondere Sorgfalt verwandt werden.

Die Kapseln sind Schamottewaren und werden aus feuerfesten Tonen und Schamotte hergestellt. Unter Schamotte versteht man hochgebrannte feuerfeste Tone, die bei dem durchgemachten Brande ihre Schwindung vollendet haben. Als Schamotte für die Kapselmasse verwendet man den in ausreichender Menge zur Verfügung stehenden Kapselbruch. Dieser wird in Backenbrechern, Walzwerken oder Kollergängen zermahlen und in einer Siebmaschine nach drei Größen sortiert.

Die feuerfesten Tone werden in lufttrockenem Zustande fein gemahlen und dann im Tonsumpf abwechselnd mit der zerkleinerten Schamotte geschichtet, wobei jede Schicht gut angefeuchtet wird. Nunmehr überläßt man das Ganze mehrere Tage sich selbst, läßt es sumpfen. Sodann wird die Masse in stehenden oder liegenden Tonschneidern gehörig gemischt und zu Ballen gepreßt.

Die Herstellung der Kapseln geschieht in der Kapseldreherei meist durch Eindrehen, häufig auch durch Pressen. Läßt sich wegen der besonderen Gestalt der Kapseln keines dieser Verfahren anwenden, so werden sie aus entsprechend bereiteten Kapselmasseblättern über Holzformen geformt. Nachdem die Kapseln genügend getrocknet sind, werden sie vor ihrer Verwendung im Glattbrande zumeist nur verglüht.

Vor dem Einfüllen von Ware in die verschrühten Kapseln müssen diese allseitig gründlich gereinigt werden. Hierauf werden sie mit Kapselschmiere, die gewöhnlich aus Glasurresten besteht, ausgestrichen, damit sich während des Brandes keine Körnchen aus der Kapsel lösen und mit dem Porzellan verbinden. Das Anbrennen der Ware an die Kapseln verhütet man dadurch, daß man die Kapseln mit Quarzsand ausstreut. Um zu verhindern, daß sich im Feuer größere oder besonders empfindliche Gegenstände durch das Erweichen im Brande oder infolge der verschiedenen Brennschwindung des Porzellans einerseits und der Kapseln andererseits verziehen, werden solche Stücke auf besondere Unterlagen, Pomse, gestellt und abgestützt. Diese Pomse bestehen aus derselben Porzellanmasse wie die auf ihnen zu brennenden Gegenstände.

Bei welchen Arbeitsvorgängen entstehen nun die kieselsäurehaltigen, für die Erregung der Silikoseerkrankungen verantwortlichen Staube, und was kann man zur Verhütung von Silikoseerkrankungen in Porzellanbetrieben tun?

Die am 1. April 1934 in Kraft getretenen neuen Unfallverhütungsvorschriften der Töpferei-Berufsgenossenschaft bestimmen zu diesem Zwecke folgendes:

1. In allen Räumen muß Ordnung und Sauberkeit herrschen. Verschütteter Schlicker und heruntergefallene Masse sind sofort zu beseitigen.

2. Arbeiten, bei denen sich die Entwicklung kieselsäurehaltigen Staubes nicht verhindern läßt, sind tunlichst in geschlossenen oder ummantelten Einrichtungen vorzunehmen. Ist dies nicht mög-

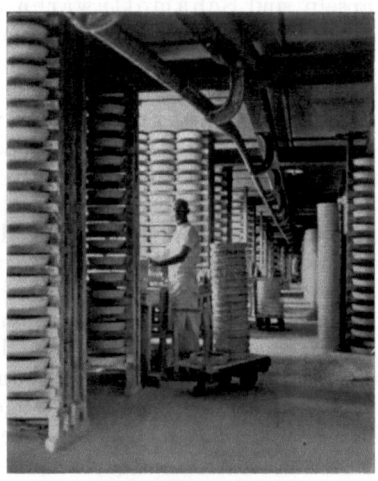

Abb. 1. Kapseldreherei.

lich, so ist der Staub an seiner Entstehungs- oder Austrittsstelle abzuführen.

Arbeitsplätze sind so zu wählen und zu gestalten, daß die Arbeiter der schädlichen Einwirkung möglichst entzogen sind.

Wenn erforderlich, sind geeignete Atemschutzgeräte zur Verfügung zu stellen und zu benutzen.

3. Die Arbeitsräume und Arbeitsplätze sind möglichst oft, mindestens wöchentlich einmal gründlich z. B. mit feuchtem Sägemehl oder durch Absaugen zu reinigen. Die Reinigungsarbeiten dürfen erst nach Betriebsschluß und nur durch solche erwachsenen Personen vorgenommen werden, die sonst nicht bei der Porzellanherstellung tätig sind.

Damit die Reinigung möglichst gründlich erfolgen kann, sind Fußböden, Wände, Decken und Betriebseinrichtungen so anzulegen und zu gestalten, daß man sie abwaschen oder sonst leicht reinigen kann. Ferner sollen die Arbeitsräume hell, luftig und leicht zu entlüften sein.

Die Durchführung dieser zur Verhütung von Silikoseerkrankungen erlassenen Vorschriften sei nunmehr besprochen.

Gute, selbst allerbeste Vorkehrungen und Einrichtungen allein sind nur ein unzureichender Schutz gegen das Entstehen von Silikosen, wenn nicht jeder einzelne mit dafür sorgt, daß überall größtmögliche Sauberkeit herrscht. Reinhaltung der Arbeitsplätze und Wege ist erstes Erfordernis. Wird heruntergefallene Masse, verschütteter Schlicker und vergossene Glasur nicht alsbald beseitigt, so trocknen sie und werden zu Staub zertreten. Dieser Staub wirbelt infolge der durch den Verkehr im Betriebe und durch die strahlende Wärme der Brennöfen erzeugten ständigen Luftbewegung auf und wird von der Luft weitergetragen. Dasselbe geschieht, wenn heruntergefallene, ungebrannte Ware nicht fortgeräumt wird, und auch bei unsachgemäßer Lagerung der Rohstoffe. Leider ist nun der Sinn für Sauberkeit bei den einzelnen Menschen verschieden. Es bedarf daher einer ständigen Einwirkung auf solche, denen das Verständnis für Reinlichkeit abgeht; doch werden diese Bemühungen dann nur Unvollkommenes erreichen, wenn nicht im Betriebe selbst für größtmögliche Ordnung gesorgt wird. Glücklicherweise sind zwei Momente vorhanden, die aus anderen Gründen heraus dasselbe Ziel, nämlich Reinhaltung der Arbeitsräume, erstreben lassen. Das ist einmal der Umstand, daß Masse und Glasur aus Sparsamkeitsgründen nicht verschwendet werden dürfen, und sodann die Tatsache, daß gute Ware nur durch saubere Arbeit geschaffen werden kann. Den Betriebsleitern und Meistern würde ihre häufig recht schwierige Erziehungsarbeit durch planmäßige allgemeine Aufklärung über die Fragen der Hygiene wesentlich erleichtert werden können.

Ein welch hoher Grad von Ordnung und Sauberkeit erreichbar ist, zeigt die Ansicht einer Kapseldreherei (Abb. 1), einer Abteilung, in der, nächst der Kapselmasseaufbereitung, die Reinhaltung zweifellos am schwierigsten ist. Das Bild ist bei normalem Betriebe und ebenso wie die übrigen in einer regelrechten Fabrik aufgenommen worden.

Die Entwicklung kieselsäurehaltigen Staubes läßt sich im Betriebe nicht völlig vermeiden, jedoch wesentlich durch Feuchtarbeiten einschränken. Es ist daher überall dort, wo bei der Arbeit solche Staube entstehen, zunächst zu prüfen, ob nicht ein Feuchtverfahren dasselbe erreichen läßt. Ist dies nicht möglich, so müssen Vorrichtungen zur Abführung der gesundheitsschädlichen Staube geschaffen werden. Die Bereitstellung von Atemschutzgeräten ist stets ein Notbehelf und höchstens dort ausreichend, wo die Entstehung gefährlichen Staubes nur in größeren zeitlichen Abständen für eine verhältnismäßig kurze Zeit und an wechselnden Stellen stattfindet. Solche Arbeiten sind das Abladen der ankommenden Rohstoffe einschließlich der Beförderung auf den Masseboden, das Abwiegen, das Beschicken der Trommelmühlen mit Feldspat und Quarz sowie der Rührwerke mit Kaolin und schließlich das Reinigen der Arbeitsräume.

Das Beschicken der Trommelmühlen geschieht in der Weise, daß in die Füllöffnungen der Trommeln Trichter eingesetzt und in diese die abgewogenen Mengen geschüttet oder geschaufelt werden. Hierbei wird oft nicht bedacht, daß der aus den Trommeln verdrängten Luft eine Abzugsmöglichkeit zur Verfügung stehen muß. Es ist daher darauf zu achten, daß entweder der Trichter nicht knapp in die Füllöffnung paßt oder daß das Mahlgut nur in kleinen Mengen aufgegeben wird. Andernfalls macht sich die eingeschlossene Luft stoßweise gewaltsam Platz, was man an den aus dem Trichter aufstoßenden Staubwolken erkennen kann. Da die Trommelmühlen sog. Naßmühlen sind, also stets auch eine größere Menge Wasser aufgegeben werden muß, müßte es möglich sein, das abgewogene Mahlgut vor dem Aufgeben in die Trommeln zur Verhütung einer Staubentwicklung zu benetzen. Doch ist nicht bekannt, ob irgendwo so verfahren wird.

Beim Aufgeben von Kaolin ist die Staubentwicklung im allgemeinen geringer, da die Füllschächte der Rührwerke einen bedeutend größeren Querschnitt als die Trichter der Trommelmühlen besitzen. Nur muß darauf gesehen werden, daß die Fugen der meist aus Holz bestehenden Füllschächte sowie die Deckel der Rührwerke gut abgedichtet sind.

Eine der wesentlichsten Staubquellen im Porzellanbetriebe bildet die Zerkleinerung von Feldspat, Quarz, Glattscherben, Ton und Schamotte. Der hierin liegenden Gefährdung begegnet man entweder dadurch, daß man das Mahlgut vor und während des Mahlens gut anfeuchtet und so eine Staubentwicklung von vornherein verhindert, oder daß man die Zerkleinerungsmaschinen ummantelt und mit einer Staubabsaugung versieht. Bei den Maschinen, die der Zerkleinerung der Schamotte dienen, kann man unter Umständen von einer Ummantelung absehen und dafür den Exhaustor kräftiger wählen. Die Schamotte eignet sich nämlich um so besser zur Kapselherstellung, je staubfreier sie ist. Bei den übrigen Stoffen dagegen will man gerade möglichst feines Mahlgut haben und darf daher den Entlüfter nicht zu stark nehmen.

Die in der Zerkleinerung des Quarzes liegenden Gefahren werden gelegentlich auch auf zwei anderen Wegen vermieden. Der eine besteht darin, daß der Quarz nicht in Stücken, wie er aus der Grube kommt, bezogen wird, sondern in bereits gemahlenem Zustande, der andere in der Verwendung von Pegmatit oder anderen Quarzsanden an Stelle von Quarz.

In der Dreherei bildet die wesentlichste Staubquelle das Verputzen der bereits getrockneten Ware wie das Tellerrändeln, das erst erfolgen kann, wenn die Teller lederhart sind. Da nicht jeder Dreher die von ihm geformten Teller selbst verputzt, sondern dies durch besondere Frauen geschieht, so sind diese bei normalem Betriebe ständig einer nicht unerheblichen Staubgefahr ausgesetzt. Daß es sich dabei nicht nur um verhältnismäßig groben, sondern auch sehr feinen Staub handelt, erkennt man daran, daß bei den Tellerrändlerinnen nach mehrstündiger Arbeit Gesicht und Haare meist leicht gepudert aussehen. Aber nicht nur die Ränd-

lerinnen selbst sind der Gefahr des beim Rändeln entstehenden schädlichen Staubes ausgesetzt, sondern, allerdings in geringerem Umfange, auch alle übrigen in der Dreherei beschäftigten Personen und zwar dadurch, daß die feinsten Staubteilchen durch den unvermeidbaren Luftzug fortgewirbelt werden. Zur Beseitigung dieser Staubgefahr bringt man an den Putzspindeln Staubabsaugungseinrichtungen an (Abb. 2), deren Herstellung jedoch nicht ganz einfach ist. Dies liegt daran, daß die Putzspindeln, um die Beförderungswege so kurz wie möglich zu halten, meist in Abständen zwischen den Dreherplätzen angeordnet sind. Will man an dieser Anordnung nichts ändern, so muß man entweder eine weitverzweigte Anlage mit einem kräftigen Absauger schaffen oder jede Putzspindel mit besonderem Absauger versehen. Faßt man die bisher zerstreut liegenden Putzspindeln zusammen, so genügt eine schwächere und daher billigere Absaugung; man muß dann aber im allgemeinen in Kauf nehmen, daß die Ware viel mehr hin und her transportiert wird.

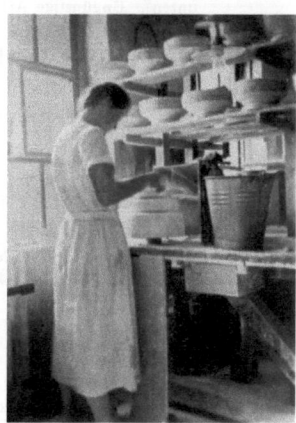

Abb. 2. Tellerrändeln, Verputzen (mit Staubabsaugung).

Ähnliche Verhältnisse wie beim Tellerrändeln liegen beim Pomsenschleifen vor. Auch dies erfolgt, wenn die Pomsen völlig trocken sind. Man benutzt dazu die üblichen Dreherspindeln, auf die man Sandpapier oder andere Schleifkörper spannt und die man zum Auffangen des Schleifstaubes mit einem Blechmantel mit oder ohne Absaugung umgibt.

Zum Trocknen — und dies gilt sowohl für die Dreherei als auch Gießerei und Presserei — wird die Ware auf Planken in die in den Arbeitsräumen aufgestellten Trockengestelle geschoben. Die erforderliche Wärme gewinnt man entweder vermittels einer besonderen Heizungsanlage oder dadurch, daß man aus den abgebrannten Öfen die Wärme abzieht und nach Beifügung der erforderlichen Menge Frischluft in die Räume drückt. Die Trocknung ist naturgemäß an der Oberfläche am stärksten und dort mitunter so weit vorgeschritten, daß die Ware von einer mehr oder weniger starken Staubschicht bedeckt ist, von der, wenn das Trocknen, wie meist, in den Arbeitsräumen unmittelbar stattfindet, zweifellos Teilchen von der Raumluft aufgenommen werden. Eine gute Entlüftung der Räume ist daher unbedingt erforderlich. Sie ist jedoch häufig unzureichend, weil aus Angst vor Zugluft die vorhandenen Einrichtungen nicht benutzt werden. Selbst bei schönstem Sommerwetter muß oft eine größere Anzahl Personen unter der unzureichenden Belüftung leiden, weil einzelne den sog. Zug fürchten. Es wäre dankenswert, wenn durch ärztliche Aufklärung diese Zugpsychose ausgerottet würde.

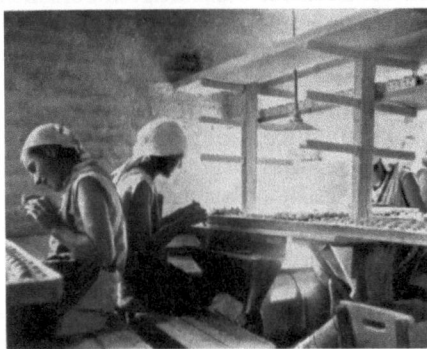

Abb. 3. Verputzen von Stanzporzellan (mit Staubabsaugung nach unten). Ungünstige Arbeitsplatzgestaltung.

Einzelne Betriebe verfügen über besondere Trockenschränke, Trockenkammern oder sog. Mangeltrockner. Letzteres sind Trockenkammern, in

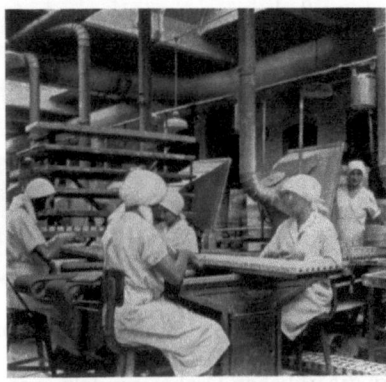

Abb. 4. Verputzen von Stanzporzellan (mit Staubabsaugung nach unten). Gute Arbeitsplatzgestaltung.

denen ein endloses Band läuft. An der einen Seite der Kammer befindet sich die Aufgabeöffnung. Hier stellt der Dreher die geformte Ware unmittel-

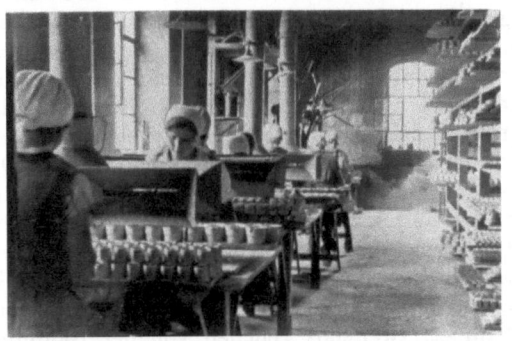

Abb. 5. Verputzen von Stanzporzellan (mit Staubabsaugung nach oben).

bar von seinem Arbeitsplatz aus auf das laufende Band. Am entgegengesetzten Ende werden die getrockneten Stücke abgenommen und verputzt sowie die Gipsformen wieder eingesetzt, so daß auch diese auf ihrem Rückwege getrocknet werden. Man

erreicht dadurch, daß die Zeit und Kraft raubenden Zwischentransporte fortfallen, nur eine bedeutend geringere Zahl von Gipsformen benötigt wird und daß ebenso wie bei der Benutzung von Trockenschränken und Trockenkammern die Temperatur in den Arbeitsräumen niedriger gehalten werden kann. Schließlich, und das interessiert hier ganz besonders, ist die Möglichkeit, daß von der getrockneten Ware aus Staub in die Arbeitsräume dringen kann, außerordentlich verringert.

In der Gießerei werden im allgemeinen alle Arbeiten bei einem so feuchten Zustande der Masse vorgenommen, daß eine irgendwie nennenswerte Staubentwicklung nicht stattfindet. Bei manchen größeren Hohlkörpern kann jedoch das Verputzen der Gießnähte erst erfolgen, wenn die Trocknung soweit vorgeschritten ist, daß Formveränderungen bei der Handhabung nicht mehr zu befürchten sind. Solche Arbeiten müssen, da beim Trockenverputzen eine Staubentwicklung nicht zu vermeiden ist, an Putztischen mit Staubabsaugung vorgenommen werden.

Die durch Pressen erzeugten Gegenstände müssen sorgfältig verputzt werden, da die Matrizen mehrteilig sind und sich daher das Entstehen von Nähten nicht vermeiden läßt. Dieses Verputzen geschieht nach weitgehender Trocknung des Preßlings und geht unter mehr oder weniger starker Staubentwicklung vor sich. Besonders stark ist diese beim Ausbürsten der Preßlinge. Gute, kräftige Entstaubungsanlagen sind daher in jeder Putzerei für Stanzporzellane unbedingtes Erfordernis. Die Ausführungsformen der Staubabsaugung in Putzereien sind außerordentlich verschieden.

Den beiden aus den Abb. 3 und 4 ersichtlichen Anlagen ist gemeinsam, daß das Putzen über einem Tisch erfolgt, der mit einer Vorrichtung versehen ist, die den Staub und die Abfälle nach unten absaugt. Abb. 5 dagegen zeigt eine Einrichtung, die man als eine Sonderform einer Raumentlüftung bezeichnen kann. Hier wird lediglich der beim Bürsten und Abblasen entstehende, aufwirbelnde feine Staub — und nur dieser ist ja gefährlich — abgesaugt, während die Putzabfälle in kleinen Kästen gesammelt werden. Welche von beiden Arten die bessere ist, muß die Erfahrung lehren. Die erstere ist zweifellos schwieriger hinsichtlich ihrer konstruktiven Durchbildung, denn einmal muß dafür gesorgt werden, daß für die Beine der Putzerinnen ausreichender Platz unter dem Tisch zur Verfügung steht — eine Forderung, die nicht immer erfüllt ist (Abb. 3), aber die Voraussetzung für eine sinngemäße Benutzung bildet —, sodann muß die Luftgeschwindigkeit niedrig gehalten werden, weil andernfalls der Luftstrom die Hände und Arme der Putzerinnen zu stark abkühlt, so daß diese, um dem zu entgehen, entweder den Entlüfter stillsetzen oder aber vom Tisch so weit abrücken, daß von einer ausreichenden Absaugung des Staubes nicht mehr gesprochen werden kann. Beide Schwierigkeiten kennt die zweite Lösungsart nicht.

Das Abstauben der verglühten Ware erfolgt am Abstaubtisch mit Druckluft. Die Bauart dieser Abstaubtische ist häufig, insbesondere bei älteren Anlagen, unvollkommen. Der Luftstrom folgt nämlich nur dann den in die Konstruktionszeichnung eingetragenen Pfeilen, wenn dabei die Strömungsgesetze beachtet sind. Man muß daher entweder die Absaugöffnungen dort anbringen, wohin die Preßluft hauptsächlich strömt oder, wenn dies aus irgendwelchen Gründen nicht durchführbar ist, für möglichst stoßfreie allmähliche Ablenkung des Luftstromes zur Absaugstelle hin sorgen. Außerdem wird oft nicht genügend beachtet, daß man eine um so kräftigere Absaugung erhält, je kleiner man die vordere Öffnung des Abstaubtisches oder -kastens wählt. Daß scharfe Ecken und Winkel möglichst zu vermeiden sind, sei nur nebenbei bemerkt. Die zweckmäßigste Allgemeinform eines Abstaubtisches dürfte eine solche sein, bei der sowohl nach hinten als auch nach oben und unten abgesaugt wird.

Bei dieser Gelegenheit sei weiter noch darauf hingewiesen — und dies gilt allgemein für Staubabsaugungsanlagen —, daß es nicht genügt, lediglich für eine Absaugung der schädlichen Staube zu sorgen. Man muß sich auch darüber Rechenschaft geben, wohin die Staube abgeführt werden. Ein unmittelbares Ausblasen ins Freie kann unter Umständen ausreichend sein, meist ist dies jedoch nicht der Fall, besonders dann nicht, wenn der ins Freie geblasene Staub durch in der Nähe gelegene Fenster wieder in die Arbeitsräume gelangen kann. Ferner wird oft nicht berücksichtigt, daß jede Staubabsaugungsanlage nicht nur Staub, sondern auch in erheblichem Umfange Luft absaugt. Es wird daher häufig zur Vermeidung von Zugluft erforderlich sein, auch Einrichtungen für die Heranführung von Frischluft, die in der kalten Jahreszeit der Raumtemperatur entsprechend vorgewärmt werden muß, zu treffen.

Beim Glasurputzen ist es ganz besonders wichtig, darauf zu achten, daß eine Staubentwicklung vermieden oder, falls dies nicht möglich ist, der entstehende Staub möglichst restlos abgesaugt wird, weil die Glasuren meist kieselsäurehaltiger sind als die eigentliche Porzellanmasse. Soweit das Glasurputzen von Hand geschieht, soll es daher über Putztischen mit Absaugung erfolgen. Das Entfernen der Glasur vom Tellerfuß und ähnlichen Stellen geschieht entweder mittels maschineller Glasurbürsten, bei denen die Glasur auf trockenem Wege entfernt und gleichzeitig abgesaugt wird, oder mit Glasurputzmaschinen auf feuchtem Wege. Der wesentliche Bestandteil einer solchen Maschine ist ein endloses über 2 Rollen laufendes Filz- oder Gummiband, das durch Wasser geleitet wird und die überschüssige Glasur abwäscht. Vom gesundheitstechnischen Standpunkt aus verdienen die feucht arbeitenden Glasurputzmaschinen entschieden den Vorzug vor den älteren Glasurbürsten, doch sind die Ansichten darüber geteilt, ob die Glasurbürsten vollständig entbehrt werden können.

Das vor dem Einfüllen der Ware meist erforderliche Ausbürsten der Kapseln geschieht im allgemeinen von Hand, wobei eine Staubentwicklung unvermeidlich ist. Diese Arbeiten müssen daher ebenfalls an den bereits erwähnten Abstaubtischen vorgenommen werden. Neuerdings sind auch hierfür Putzmaschinen in Aufnahme gekommen, bei denen eine kreisende Bürste das Kehren der Kapseln besorgt, während gleichzeitig der entstehende Staub abgesaugt wird. Wenn auch eine möglichst weitgehende Einführung solcher Maschinen zu wünschen wäre, so wird sich wahrscheinlich ein völliges Abgehen von dem Handkehren wegen der Vielgestaltigkeit der Kapseln nicht erreichen lassen.

Beim Einfüllen der glasierten Ware in die Kapseln, beim Einsetzen dieser Kapseln in die Öfen, beim Brennen und auch beim Ausnehmen der Öfen findet eine Staubentwicklung in nennenswertem Umfange nicht statt, so daß sich besondere Schutzmaßnahmen erübrigen. Dasselbe gilt vom Sortieren

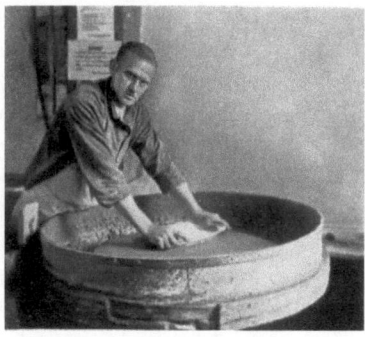

Abb. 6. Schleiferei: Abreißscheibe.

und dem dabei zuweilen erfolgenden Abreißen etwa festgebrannter Körnchen von Hand unter Verwendung von Sandstein- oder Carborundumstücken. Nur wenn zu diesem Abreißen zu weiche Schleifkörperstücke benutzt werden, kann unter Umständen eine gewisse Staubentwicklung stattfinden. Dem kann aber durch Verwendung genügend harter Schleifmittel sofort abgeholfen werden, besser jedoch ist es, diese Arbeiten an einer Abreißspindel vorzunehmen.

Das Arbeiten an der Abreißscheibe (Abb. 6) — einer umlaufenden, horizontalen Eisenscheibe, auf die Sand und Wasser aufgetragen werden — ist ebenfalls völlig gefahrlos und kann keineswegs, wie es gelegentlich geschehen ist, mit dem Naßschleifen in der Stahlindustrie, bei dem das Entstehen von schweren Staublungenerkrankungen bekannt ist, verglichen werden. Denn selbst wenn beim Abreißen Wasser mit Schleifkörnchen fortgeschleudert wird, kann dies dem Schleifer nicht gefährlich werden, denn diese Teilchen können nur horizontal abfliegen und infolgedessen überhaupt nicht vom Schleifer, dessen Gesicht sich stets ungefähr in Verlängerung der Achse befindet, eingeatmet werden. Auch beim Becherschleifen und beim Abreißen der Tellerfüße können die Schleifteilchen nur waagerecht abfliegen, denn hierbei werden die zu schleifenden Stücke mittels einer senkrecht stehenden Spindel um ihre eigene Achse gedreht. Allerdings ist hierbei die Körperhaltung des Schleifers nicht so günstig wie beim Arbeiten an der Abreißscheibe.

Anders liegen die Verhältnisse beim Schleifen und Polieren mit senkrecht stehenden Schleifkörpern (Abb. 7). Hier, insbesondere beim Polieren, das mit einer Holzscheibe unter Verwendung von Glasur erfolgt, wäre eine gewisse Gefährdung der Schleifer denkbar; ob sie aber tatsächlich vorliegt, kann mangels ausreichender Unterlagen noch nicht entschieden werden. Sollte sich die Notwendigkeit herausstellen, für diese Schleif- und Polierarbeiten Schutzmaßnahmen zu treffen, so könnte dies in der an Schleifmaschinen üblichen Weise geschehen. Dort, wo nicht nur kleine Fehler beseitigt, sondern ausgesprochene Schleifarbeiten vorgenommen werden müssen, also bei der Bearbeitung mancher technischer Porzellane, und daher eine mehr oder weniger starke Staubentwicklung auftritt, sind

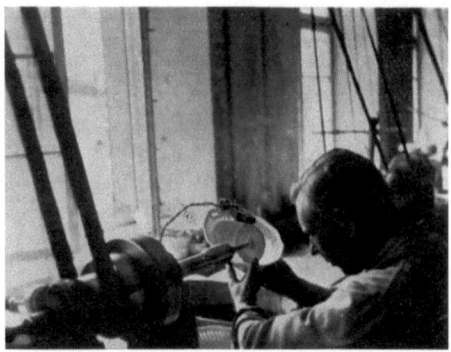

Abb. 7. Schleifen und Polieren.

Staubabsaugungsvorrichtungen mannigfachster Art wie an den in anderen Industrien gebräuchlichen Schleifmaschinen in Benutzung.

Die auf dem Formboden lagernden Gipsformen stauben mit der Zeit stark ein. Hier dürfte es sich zwar in der Hauptsache um feinste Kohleteilchen aus dem beim reduzierenden Brande entstehenden Rauchfahnen und weiter um gewöhnlichen Staub handeln, doch fehlt es auch nicht an Staub aus Porzellanmasse. Dieser entwickelt sich aus den an den Formen haftenden Masseresten und dringt ferner infolge der aufsteigenden Wärme als Flugstaub aus den unteren Stockwerken in den Bodenraum. Da sich nämlich die Brennöfen beim Brande ausdehnen, schließen die Fußböden der einzelnen Stockwerke nicht dicht mit den Öfen ab, sondern es sind stets Fugen um die Öfen vorhanden, durch die insbesondere beim Brande die erwärmte Luft nach oben streicht und hierbei Flugstaub mitführt. Deswegen müssen auch auf den Formböden Abstaubtische, an denen die Formen vor ihrer Wiederbenutzung gereinigt werden können, vorhanden sein.

Das Reinigen der Arbeitsräume ist ein Punkt, dem vielfach noch nicht die gebührende Beachtung geschenkt wird. Es genügt keineswegs, wenn lediglich die Arbeitstische und -plätze sowie die Verkehrswege gesäubert werden. Vielmehr dürfen auch die schwer zugänglichen Stellen unter den Trockengerüsten und Drehertischen sowie alle Ecken und Winkel nicht vergessen werden. Damit dies ohne besonders große Mühe geschehen kann, ist darauf zu achten, daß keine alten Formen, Scheibenköpfe u. dgl. herumliegen. Selbstverständlich darf nicht trocken ausgefegt werden, sondern man muß zuvor ausreichend sprengen oder feuchtes Sägemehl streuen; auch muß der Fußboden mindestens einmal wöchentlich aufgewaschen werden. Je mehr die noch in vielen Betrieben vorhandenen Holzfußböden durch solche aus Beton ersetzt werden, um so leichter wird ihre Reinhaltung sein. Ob es möglich ist, nicht nur die Lagerräume, sondern auch die Arbeitsräume des Weißbetriebes mit Staubsaugern zu reinigen, kann noch nicht beurteilt werden. Anregungen zu Versuchen dieser Art wurden wiederholt gegeben, denn die Reinigung mit Staubsaugern ist zweifellos die denkbar beste, da bei ihr der Staub tatsächlich aus dem Betriebe entfernt wird, während bei den anderen Reinigungsarten nur zu leicht der Staub von einer Stelle aufgewirbelt wird, um sich an einer anderen wieder abzulagern.

Das Reinigen der Arbeitsräume darf grundsätzlich nur nach Betriebsschluß erfolgen und nur durch solche Personen vorgenommen werden, die sonst nicht bei der Porzellanherstellung tätig, also nicht schon bei ihrer gewöhnlichen Arbeit der Gefahr ausgesetzt sind, kieselsäurehaltigen Staub einatmen zu müssen. Am zweckmäßigsten ist es, besondere Kehrfrauen einzustellen und diese mit Staubmasken auszurüsten.

Nach den Unfallverhütungsvorschriften sollen die Räume mindestens wöchentlich einmal gründlich gesäubert werden. Dies erscheint nicht ausreichend. Wenn auch zugegeben werden muß, daß die meisten Betriebe sich nicht mit diesem Mindestmaß begnügen, sondern zweimal wöchentlich reinigen lassen, so muß doch danach gestrebt werden, daß — wie es eine Reihe von Betrieben schon jetzt tut — wenigstens die Dreherei, Gießerei, Stanzerei, Putzerei, Glasurstube und Kapseldreherei täglich gesäubert werden.

Die technischen Maßnahmen zur Verhütung von Silikoseerkrankungen dürften hiermit im wesentlichen erschöpft sein. Zur Vermeidung irriger Vorstellungen sei aber noch ganz besonders betont, daß es sich bei dem Staube, von dem immer wieder die Rede war, keineswegs um Staubwolken handelt. Die Luft in den Arbeitsräumen ist vielmehr durchaus klar; ihre Staubbeimengungen lassen sich am treffendsten als Sonnenstäubchen charakterisieren. Aber gerade dieser feine Staub, nicht der grobe, sichtbare, ist ja der gefährliche.

Es wäre noch die Frage der ärztlichen Untersuchung, einmal vor der Einstellung und sodann in regelmäßigen Zeitabständen, zu behandeln. Es mag aufgefallen sein, daß die Unfallverhütungsvorschriften der Töpferei-Berufsgenossenschaft hierüber nichts enthalten. Dies liegt nicht etwa daran, daß dieser Punkt bei der Aufstellung der Vorschriften zur Verhütung von Staublungenerkrankungen in Porzellanbetrieben übersehen worden ist, sondern hat verschiedene Gründe.

Wesentliche Voraussetzung für derartige Maßnahmen, die zweifellos erheblich zur Verhütung schwerer Silikoseerkrankungen beitragen würden, wäre eine vollständige Übereinstimmung der ärztlichen Autoritäten darüber, welche Personen grundsätzlich von einer Beschäftigung in Porzellanbetrieben ausgeschlossen werden müssen. Eine solche Übereinstimmung scheint aber bisher nicht vorzuliegen, vielmehr gehen die Ansichten selbst darüber auseinander, ob tuberkulös veranlagte Personen in Porzellanbetrieben tätig sein dürfen oder nicht. Dr. med. Ernst W. Baader schreibt hierüber in seinem Buche „Gewerbekrankheiten" im Kapitel über Staublungenerkrankungen:

„Es gibt Autoren, die in der Staublunge einen begünstigenden, andere, die einen hemmenden, und solche, die einen heilenden Faktor in bezug auf den tuberkulösen Infekt erblicken."

Trotzdem — und das verdient besonders hervorgehoben zu werden — stellen verschiedene Porzellanfabriken Arbeiter und Arbeiterinnen erst dann ein, wenn seitens eines Vertrauensarztes bescheinigt worden ist, daß dagegen keine Bedenken vorliegen; auch lassen diese Betriebe solche Personen vor der Arbeitswiederaufnahme vom Vertrauensarzt untersuchen, die wegen Erkrankung der Atmungsorgane haben krankfeiern müssen.

Ungeklärt ist auch noch die Frage, nach wie langer Beschäftigungsdauer silikosegefährdete Personen erneut und wiederholt untersucht werden müßten. Gerade Untersuchungen hierüber würden besonders bedeutungsvoll sein, um zu verhindern, daß Silikoseerkrankungen das Stadium erreichen, von dem aus sich die Erkrankung selbst beim Ausscheiden aus dem Berufe schicksalsmäßig zur schweren weiter entwickelt. Aber nicht nur die Beschäftigungsdauer, sondern auch die Art der Tätigkeit ist für diese Frage von entscheidender Bedeutung. Es lag daher nahe, eine Statistik der entschädigten schweren Staublungenerkrankungen nach den Tätigkeiten, die die Erkrankten ausgeübt haben, zu führen. Es fehlen jedoch zur Zeit noch die Unterlagen, um diese Statistik auswerten zu können. Denn nicht die absolute Zahl der auf die einzelnen Sparten entfallenden Erkrankungen, sondern nur die Verhältniszahl, bezogen auf die überhaupt diesen Beruf ausübenden Personen, kann einen geeigneten Maßstab liefern. In normalen Zeiten würde man mit hinreichender Genauigkeit diese Verhältniszahlen gewinnen können, wenn man für irgendeinen Monat ermittelte, wieviele der in den Porzellanbetrieben beschäftigten Personen als Massemüller, Dreher, Gießer usw. tätig gewesen sind. Bei der Wirtschaftslage, wie wir sie in den letzten Jahren hatten, würde aber dieser Weg kein genügend genaues Ergebnis liefern, denn einmal war die Zahl der in den Porzellanbetrieben beschäftigt gewesenen Personen von 65 516 im Jahre 1929 auf 35 936 im Jahre 1933 zurückgegangen, sodann waren die einzelnen Gruppen, wie Geschirrporzellan, technisches Porzellan, Zierporzellan verschieden gut beschäftigt, so daß die Ergebnisse je nach dem gewählten Monat erheblich voneinander abweichen würden.

Eine weitere Voraussetzung für die Untersuchungen wäre die Schaffung zahlreicher geeigneter Untersuchungsstellen, die tunlichst in der Nähe der Standorte der Porzellanindustrie liegen und auch erheblich billiger arbeiten müßten, als es den zur Zeit solche Untersuchungen ausführenden Stellen möglich ist. Sodann müßte auch die Frage geregelt werden, wer alles an den Untersuchungskosten mitzutragen hätte. Man soll zwar die Durchführung von Maßnahmen, die der Sicherung der Gesundheit weiter Kreise dienen, nicht von materiellen Gesichtspunkten ausschlaggebend beeinflussen lassen; immerhin bestimmt aber die RVO., daß die Leistungsfähigkeit der Wirtschaft als Maßstab dafür, was zur Verhütung von Unfällen und Berufserkrankungen grundsätzlich zu geschehen habe, dienen soll. In welch hohem Grade die Leistungsfähigkeit der feinkeramischen Industrie durch die Pflicht zur Entschädigung der schweren Silikoseerkrankungen in Porzellanbetrieben aber bereits in Anspruch genommen wird, mögen folgende Zahlen dartun. Im Jahre 1933 hat die Töpferei-Berufsgenossenschaft an Renten und Heilkosten für Unfälle 585 025 RM., dagegen für schwere Staublungenerkrankungen 600 101 RM. ausgezahlt. Bei der Bewertung dieser Zahlen ist zu berücksichtigen, daß in den bei der Töpferei-Berufsgenossenschaft versicherten Porzellanbetrieben nach dem Durchschnitt der Jahre 1929—1933 50% der überhaupt bei dieser Berufsgenossenschaft versicherten Personen — ohne kaufmännische Angestellte — beschäftigt waren, und weiterhin, daß die schweren Staublungenerkrankungen erst seit dem Jahre 1929 entschädigungspflichtig sind, die laufenden Unfälle dagegen bis zum Jahre 1885 zurückreichen.

Eine Verteilung der Kosten etwaiger regelmäßiger Untersuchungen auf mehrere Schultern erscheint aber auch deswegen gerechtfertigt, weil dadurch, daß die Berufsgenossenschaften allein die Lasten der Staublungenerkrankungen zu tragen haben, die Invalidenversicherung zweifellos entlastet wird. Sodann lägen derartige Untersuchungen aber auch im Interesse der Krankenversicherung.

Daß solchen Personen, bei denen das Untersuchungsergebnis ein Ausscheiden aus ihrer bisherigen Tätigkeit erforderlich machen würde, eine anderweitige Beschäftigung besorgt werden müßte, ist selbstverständlich; jedoch würde es zu weit führen, hierauf näher einzugehen. Es sei aber bemerkt, daß viele Betriebe schon seit jeher solchen Arbeitern, die aus gesundheitlichen Gründen ihren ursprünglichen Beruf nicht mehr ausüben konnten oder durften, andere geeignete Arbeit zugewiesen haben, z. B. in der Sortiererei und auf dem Lager.

Die außerordentlich hohe derzeitige Belastung der feinkeramischen Industrie durch die Entschädigung der schweren Staublungenerkrankungen aus Porzellanbetrieben in Verbindung mit den zahlreichen behandelten Gefahrenquellen könnte den Anschein erwecken, als ob die Aussichten bezüglich weiterer schwerer Staublungenerkrankungen recht trübe seien. Ein solcher Schluß würde sich jedoch einzig und allein auf die Vergangenheit gründen, nicht aber auch der Gegenwart Rechnung tragen. Da ist einerseits die Tatsache zu erwähnen, daß die Staublungenbelastung in den drei letzten Jahren nicht weiter gestiegen, sondern etwas zurückgegangen ist, und andererseits zu berücksichtigen, daß in den Jahren seit dem Kriege allgemein wesentliche Verbesserungen in den Betrieben zur Bekämpfung der Staubgefahr durchgeführt worden sind, auch die Arbeitszeit nicht unerheblich verkürzt wurde. Diese bereits durchgeführten und die noch weiter zu schaffenden Betriebsverbesserungen können sich aber, da die Staublungenerkrankungen bei Porzellanarbeitern eine verhältnismäßig lange Zeit gebrauchen, bis sie sich zum schweren Stadium entwickeln, erst im Laufe der Jahre auswirken. Hand in Hand mit der technischen Verbesserung der Betriebe muß eine — in manchen Werken bereits mit gutem Erfolg durchgeführte — planmäßige Erziehung der Belegschaften zu Ordnung und Sauberkeit gehen. Es muß die Auffassung Allgemeingut werden, daß Staub und Unsauberkeit mit ihren gesundheitsschädlichen Folgen nicht Schicksal, sondern Nachlässigkeit sind. Die technischen Einrichtungen vermögen nur dann die bestmögliche Wirkung zu erzielen, wenn sie stets sinngemäß benutzt werden und wenn gleichzeitig jeder einzelne ständig bemüht bleibt, seinen Arbeitsplatz so sauber wie möglich zu halten und die Entwicklung von Staub weitgehendst zu vermeiden. Eine derartige Erziehungsarbeit läßt sich nicht durch Vorträge leisten, da sich jeder solange für ein Muster von Ordnung und Sauberkeit hält, bis ihm das Gegenteil nachgewiesen wird. Dies kann nur an Ort und Stelle, also am Arbeitsplatz, geschehen und wird um so eindrucksvoller und wirksamer sein, je mehr hierbei Ärzte und Ingenieure zusammen arbeiten, sich gegenseitig ergänzen und dabei auch versuchen, bisher noch zweifelhafte Fragen zu klären. Wird dann schließlich noch eine tragbare Form zur Durchführung von Einstellungs- und laufenden Untersuchungen der gefährdeten Personen gefunden, so muß und wird es gelingen, das Entstehen schwerer Staublungenerkrankungen in Porzellanbetrieben völlig zu verhüten.

Staubverhütungsmaßnahmen in der Industrie der Steine und Erden.

Von Dipl.-Bergingenieur **Lämmert**, leitendem technischen Aufsichtsbeamten der Steinbruchs-Berufsgenossenschaft, Berlin-Charlottenburg.

Ebenso wie die nachdrückliche wissenschaftliche Erforschung der Gesundheitsschäden durch Staub setzten wirkungsvolle Bestrebungen, ihnen zu begegnen, in allen zivilisierten Ländern in der Hauptsache erst mit dem Zeitpunkte ein, in dem sich die Arbeitsschutzgesetzgebung und die sozialen Versicherungen der von Erkrankungen durch den Industriestaub betroffenen Arbeiter annahmen oder in dem eine Betreuung dieser Art in Aussicht genommen wurde. Wie bekannt, sind dabei die Länder der englischen Zunge vorausgegangen. In Deutschland hat man ebenfalls schon frühzeitig durch die Bundesratsbekanntmachung betreffend die Einrichtung und den Betrieb von Steinbrüchen und Steinhauereien vom 30. März 1902 / 31. Mai 1909 einen Staubschutz besonders der Sandsteinarbeiter herbeizuführen versucht. Die Bestimmungen dieser später mehrfach geänderten Bundesratsverordnung beschränken sich jedoch nur auf die allereinfachsten Maßnahmen. Einen kräftigen Auftrieb erhielten die Bemühungen um den Gesundheitsschutz der staubgefährdeten Arbeiter in der Industrie der Steine und Erden erst durch die Zweite Verordnung über die Ausdehnung der Unfallversicherung auf Berufskrankheiten vom 11. Februar 1929. Von denjenigen Betrieben und Tätigkeiten, die unter diese Verordnung fallen, gehören außer den Porzellanbetrieben zur Industrie der Steine und Erden die Betriebe der Sandsteingewinnung, -bearbeitung und -verarbeitung und gewisse Betriebe der unterirdischen Mineralgewinnung als Betriebe des Bergbaues.

Wenn man von der geringen Zahl von Fällen absieht, in denen staubförmige Stoffe Vergiftungserscheinungen hervorrufen, Fälle, die in der Industrie der Steine und Erden nur selten vorkommen, so bestehen die in dieser Industrie zustande kommenden Erkrankungsfälle durch Staub in einer Schädigung der Lunge durch eingeatmete Mineralpartikel. Im wesentlichen darf man wohl in der freien Kieselsäure den diese Erkrankung verursachenden Stoff erblicken, wenn es auch auffällig ist, daß die Erscheinungen schwerster Silikose öfter auftreten bei Arbeiten in Gesteinen mit sehr niedrigem Quarzgehalt (wie z. B. bei Flußspat mit nur 8—12% SiO_2) und daß sie fast fehlen bei Gesteinen mit hohem Kieselsäuregehalt, wie Granit mit etwa 30% Quarz.

Über den Umfang, den die Silikose in der Industrie der Steine und Erden hat, sind wir nur unvollkommen unterrichtet. Genaue Zahlen liegen nur vor für diejenigen Gewerbszweige, bei denen der staatlichen Unfallversicherung die Versorgung der betroffenen Arbeiter zur Pflicht gemacht worden ist. Das trifft in der Industrie der Steine und Erden außer auf die Porzellanbetriebe nur auf das

Sandsteingewerbe zu. Die Zahl der Entschädigten, die sich aus der Entschädigungspflicht gemäß der 2. Verordnung über die Ausdehnung der Unfallversicherung auf die Berufskrankheiten vom 11. Februar 1929 in der Sandsteinindustrie ergeben hat, belief sich bis Ende 1933 auf 436 und die Höhe der gezahlten Entschädigungen auf 1286000 RM. Unter Einschluß der Porzellanindustrie hatte die Industrie der Steine und Erden im Jahre 1933 eine Entschädigungslast für schwere Staublungenerkrankungen von rund 1 Million RM. zu tragen. Hierbei handelt es sich nur um Fälle aus der Industrie der Steine und Erden im engeren Sinne, also bei der Gewinnung und der Verarbeitung von Gesteinen und Erden zu handelsfähigen Produkten, auch die Sandsteinstaublungenfälle umfassen nicht die Fälle bei der Steinmetzerei im Bauhandwerk.

Tatsächlich sind in der Industrie der Steine und Erden außerhalb der Sandsteinindustrie und der Porzellanindustrie weitere Fälle schwerer Staublungenerkrankungen in nicht unbeträchtlicher Zahl festgestellt. Fälle solcher Erkrankungen sind aufgetreten bei der Gewinnung, Bearbeitung und Verarbeitung von Quarz, Quarzit, Quarzkies, Quarzsand, Quarzschiefer, Grauwacke, Dachschiefer, Hornstein und Kieselkreide, ferner bei der Herstellung von feuerfestem Steinmaterial, besonders von Silicasteinen. Ob in der deutschen Granitindustrie schwere Staublungenerkrankungen vorkommen können, ist sehr zweifelhaft. Überhaupt ist es nicht gesagt, daß sich bei der Bearbeitung eines bestimmten Gesteins, das stark quarzhaltig ist, auch immer gefährlicher Staub bildet. Es kommt auf die Art der Bearbeitung, das Mineralgefüge und die Mineralform an, ob das wirklich geschieht. Oft haben die Stäube eine von dem Ausgangsgestein verschiedene Mineral- und chemische Zusammensetzung. Jedoch sind unsere Kenntnisse auf diesem Gebiet noch gering.

Nicht im ganzen Umfang der Betriebe, die stark quarzhaltige Gesteine gewinnen und verarbeiten, besteht Silikosegefahr, sie ist vielmehr an drei Vorbedingungen geknüpft:

1. muß durch den Arbeitsprozeß Staub von einem gewissen Feinheitsgrad erzeugt werden,

2. muß dieser Staub in einer gewissen Mindestkonzentration in die Nähe der Atmungsorgane der Arbeiter gelangen,

3. müssen die Arbeiter durch den Arbeitsvorgang gezwungen sein, sich in einem gewissen Mindestmaß an Zeit in der schädlichen Staubkonzentration aufzuhalten.

Über die Größenordnung der gefahrbringenden Teilchen sind wir bekanntlich unterrichtet. Über die Gefahrgrenze hinsichtlich kritischer Konzentration und Arbeitsdauer liegen bisher keine brauchbaren Daten vor.

In den natürlichen Ablagerungen des Erdbodens findet sich solcher Staub nicht. Sand- und Kieslagerstätten enthalten, ihrer Entstehungsart entsprechend, meist nur Materialkörner in abgerundeter Form, entstanden durch den Abrieb bei der Herbeförderung durch Wasser. Die feinsten Teilchen sind mit der Trübe des Wasserstromes, in dem sie suspendiert waren, abgeführt worden. Bei der Gewinnung und bei der rein mechanischen Verarbeitung, d. h. bei dem Trocknen, Waschen und Sieben, entstehen daher bei solchem Material, soweit unsere Kenntnis bisher reicht, keine gefährlichen Staubkonzentrationen. Auch bei der Gewinnung festen Gesteines gibt es sehr wenig Arbeitsvorgänge, die gefährlichen, d. h. feinsten Staub in dichten Wolken erzeugen. Das Spalten und Abschlagen von Gesteinsbruchstücken mit dem Hammer bringt solchen Staub nicht hervor. Es scheint, soweit das Gestein durch einen Schlag mit dem Hammer nicht an vorhandenen Haarrissen auseinanderbricht, daß die Trennungslinie sich in der Hauptsache an der Oberfläche der Mineralpartikelchen entlang zieht, ohne daß diese in größerem Umfange zerrissen werden. Daher sind auch bei Gesteinen mit hohem Quarzgehalt, wie bei Grauwacke, Staublungen bei Steinbrechern, Pflastersteinmachern und Schotterschlägern nicht aufgetreten.

Arbeitsvorgänge im Gewinnungsbetriebe über Tage, bei denen Staubgefahr eintritt, sind nur das Bohren und das Keillochmachen, unter Tage auch das Sprengen und die Verladearbeit.

Die Verhütung der Staubeinatmung beim Bohren ist Gegenstand umfangreichster Arbeiten im Bergbau gewesen und ist es noch. Bewährt hat sich im Steinbruch bisher nur die Wasserspülung, die zugleich auch den Vorteil einer vergrößerten Bohrleistung hat. Sie gewährt im Gegensatz zu dem Schaumverfahren keinen vollkommenen Schutz, immerhin ist die Verringerung der Staubentwicklung durch Wasserspülung erheblich. Sie sollte daher angewendet werden und wird es zum großen Teil auch schon, wo Gestein, das gefährlichen Staub hervorbringt, wie Dachschiefer und Flußspat, im unterirdischen Betrieb gewonnen wird. Sie kann bei vorhandenem Bohrgerät mit Hilfe von Hohlbohrern und Spülköpfen zur Anwendung gebracht werden. Apparate, die den Staub von der Entstehungsstelle absaugen, haben sich bisher nicht bewährt.

In manchen Fällen, wie z. B. bei der Arbeit in engen Räumen, beim Schrämen, bei Unterhöhlungsarbeiten, bleibt nichts anderes übrig, als zur Verwendung von Staubschutzmasken zu greifen. In Anwendung steht besonders die Herhaussche Maske, bei der Frischluft aus der Preßluftleitung unter einer Tuchhaube mit Augenfenstern vor die Nase des Arbeiters geleitet wird. Die Maske hat den Nachteil der Sicht- und Gehörbehinderung, der lästigen Einhüllung des Kopfes und der Behinderung durch den Zuführungsschlauch.

Das normale Frischluftgerät mit Schlauchanschluß belästigt ebenfalls sehr durch die Anpressung der Maske an den Kopf. Besser scheint es, mit ausströmender Frischluft lediglich einen staubfreien Schleier vor Mund und Nase zu legen. Eine einfache von mir angegebene Apparatur dieser Art befindet sich zur Zeit in der Erprobung.

In den allermeisten Fällen wird als Staubschutzmaske allen anderen Vorrichtungen der einfache feuchte Schwamm vorgezogen, der zwar nur einen Bruchteil der schädlichen Teilchen zurückzuhalten vermag. Aber auch er wird nur widerwillig und nur für eine kurze Zeitdauer getragen. Der Gedanke, die Staubschutzmaske von irgendeiner der bisher gebräuchlichen Bauart zu einem Dauerschutz für die ganze oder auch nur einen überwiegenden Teil der Arbeitsschicht in staubreicher Luft zu machen, muß fallen gelassen werden.

Bei den Bohrarbeiten von Hand ist fast immer möglich, selbst bei der Arbeit des sog. Hohlmachens, d. h. des Unterarbeitens der Bruchwände, die Bohrlöcher schräg nach unten zu richten, so daß mit Wasser gebohrt werden kann.

Im übrigen steht uns bei Bohrarbeiten in oberirdischen Steinbrüchen wie bei jeder anderen Staubbekämpfung über Tage ein mächtiger Helfer zur Seite, den die Betriebe unter Tage nicht haben, das ist der Wind, die natürliche Luftbewegung. Meistens ist es möglich, sich bei der Bohrarbeit so zu stellen, daß die dem Bohrloch entsteigenden Staubwolken abgetrieben werden, ohne daß man von ihnen berührt wird. Nicht so wirksam gemacht werden kann der Wind allerdings bei dem Keillochherstellen. Hier ist die Stellung der Arbeiter und die Haltung des Hammers durch die Lage des zu spaltenden Stückes bestimmt.

Leider wird der Wind vielfach auch gerade in vielen kleinen Brüchen der Sandsteinindustrie an seiner Mithilfe gehindert durch die mangelhafte Anlage der Brüche. Die Halden, die oft in Höhe der Abraumsohlen aufgeschüttet werden, engen rechts und links von dem Brucheinschnitt den Raum ein, es entstehen windstille Räume nicht nur im Bruch, sondern auch auf den Steinhauerplätzen. Vielfach wird das Gestein durch einen schmalen Einschnitt hinter einem stehenbleibenden Damm von Tagesgestein und Abraum aufgeschlossen, bei Anlage in der Ebene liegen die vertieft angelegten Brüche ebenfalls, wenn sie klein sind, fast völlig im Windschatten.

Die natürliche Luftbewegung muß auch zu Hilfe genommen werden bei jeglicher Weiterverarbeitung und -bearbeitung, zumindest zur Unterstützung anderer Staubschutzmaßnahmen. Betrachten wir zunächst die Schotterwerke der Hartsteinindustrie, so sehen wir sie oft ohne zwingenden Grund so angelegt, daß der dortselbst erzeugte Staub bei der herrschenden Windrichtung sich über den Steinbruch verbreitet. Oft liegen die stauberzeugenden Einrichtungen in eng umschlossenen Räumen, die Siebtrommel oft im selben Raum mit den Einwurfstellen der Brecher, die Abzugsöffnungen der Fertigprodukte in engen Durchgängen. Die Einwerfer stehen bei der Hauptwindrichtung vielfach windabgewendet von der Siebtrommel, von der aus sie tagein tagaus in Staubwolken gehüllt werden.

Ebenso sind Kessel- und Maschinenräume, Schmiede, Schlosserei und Stellmacherei häufig im Staubstrom gelegen. Derartige Betriebsverhältnisse müßten schon bei der Anlage der Schotterwerke unmöglich gemacht werden, und sie können es auch, denn die Handhabe dazu ist durch den Konzessionszwang für diese Anlagen gegeben. Aber auch bei bestehenden Anlagen läßt sich vieles verbessern durch Freilegen der Einwurfsstellen, der Sieb- und Verladeanlagen, durch Herstellung von Zwischenwänden und -böden und durch geeignete Luftführung nach den Arbeitsstellen hin. Es hat sich gezeigt, daß in Schotterwerken wie auch in den Zerkleinerungs- und Mahlanlagen der Sand- und feuerfesten Industrie besonders die Schmierer, die meist auch sonst die maschinelle Anlage zu überwachen haben, gefährdet sind. Es muß also gefordert werden, daß die Schmierarbeit möglichst eingedämmt wird, daß, wenn auch nicht überall, wie das in einigen ganz modernen Anlagen der Fall ist, Zentralschmierapparate in weitgehendem Umfange eingebaut werden, doch alle Staufferbüchsen, die ein häufiges Nachfüllen erfordern, vermieden werden. Im übrigen muß und kann auch bei der Abschmierarbeit das Tragen einer guten Staubschutzmaske gefordert werden, da die Arbeit nur jeweils eine kurze Zeitspanne erfordert.

Weitere Verbesserungen des Staubschutzes bei Aufbereitungs-, Zerkleinerungs- und Mahlanlagen sind möglich durch Staubabsaugung und Berieselung.

Es hat lange große Schwierigkeiten gemacht, für die Industrie der Steine und Erden brauchbare Staubabsaugeanlagen zu schaffen. Die Erfahrungen aus anderen Industriezweigen konnten nicht ohne weiteres übertragen werden, da es sich dort fast stets um leichtere Staubsorten handelte, während hier Staub von hohem spezifischem Gewicht und überdies in außerordentlich großen Mengen mit dem Luftstrom zu befördern war. Meist setzen sich die in Schotterwerken vorhandenen Staubabsaugevorrichtungen auch nicht die Schaffung und Erhaltung einer staubfreien Atmosphäre im Schotterwerk zum Ziel, sondern in erster Linie die Herstellung eines staubfreien Steinmaterials, wie es in der Straßenbauindustrie verlangt wird. Auf eine Niederschlagung des abgesaugten Staubes wird leider in vielen Fällen verzichtet, er wird einfach in die Luft geblasen. Wo Niederschlagsvorrichtungen vorhanden sind, sind sie in vielen Fällen unvollkommen. Die Verbreitung des Staubes in der Umgebung des Schotterwerks verursacht aber eher eine Erhöhung der Staubgefahr als eine Verringerung derselben, da im Schotterwerk nur wenige, in der Umgebung aber oft sehr viele Menschen beschäftigt sind. Eine im gesundheitlichen Sinne staubvermindernd wirkende Entstaubungsanlage muß daher zur Niederschlagung des Staubes geschlossene Kammern und Vorrichtungen zu einer ungefährlichen Entfernung dieses Staubes besitzen. Am besten haben sich Staubabsaugungen mit Filterkammern bewährt. In den Mahlwerken kommt es besonders darauf an, daß bei der Absackung eine geringe Staubentwicklung und eine gute Staubabsaugung stattfindet, da gerade dieser Arbeitsvorgang die meiste Handarbeit erfordert. Es gibt neuerdings sehr gute Einrichtungen dieser Art. Säcke müssen vor der Verwendung stets ausgeklopft sein. Die Ausklopfvorrichtungen dürfen sich aber nicht in demselben Raum befinden wie die Sackflickerei, wie man das nicht selten antrifft. Ungemein groß ist die Zahl der Verbesserungen, die noch bezüglich des maschinellen Teils der Einrichtungen der Zerkleinerungs- und Mahlanlagen zu treffen ist. Vielfach fehlen Ummantelungen da, wo sie sehr gut angebracht werden können, wie z. B. bei fast allen Plansieben. Wo Ummantelungen vorhanden sind, sind diese oft nicht dicht. Treten während des Betriebes Undichtigkeiten auf, können sie in den meisten Fällen sehr leicht mit einem Dichtungsmittel, z. B. durch Aufkleben von Leukoplast, provisorisch beseitigt werden. Auch die Arbeitsvorgänge bedürfen vielfach einer Umgestaltung; Umschaufelung, Zwischenabsackung und Zwischentransporte von Hand können in vielen Fällen durch geeignete Gestaltung des Arbeitsvorganges ausgeschaltet werden.

Was die Staubbeseitigung durch Berieselung angeht, so fehlt es an wissenschaftlich-technischen Unterlagen zur systematischen Anwendung dieses Hilfsmittels. Wieweit die Berieselung getrieben werden kann, ohne daß das Endprodukt in seiner Verkaufsfähigkeit durch ungenügende Sortierung oder durch Verschmutzung der gröberen Sorten geschädigt wird, und wie überhaupt die Berieselungsvorrichtungen möglichst wirkungsvoll zu gestalten sind, darüber bedarf es noch eingehender Untersuchungen. Häufig ergibt sich, daß die Durchführung eines Teilabschnittes des Zerkleinerungs- und Sortierungsprozesses auf dem nassen Wege statt auf dem trockenen vorteilhafter ist. Allerdings ist das nasse Verfahren auch nicht hundertprozentig wirksam, da durch Zerstäuben von Schmutzwasser und durch Abtrocknen von Trübespritzern noch Staub genug erzeugt wird.

In der Werksteinindustrie treten die meisten und schwersten Staublungenerkrankungen bei der Bearbeitung von Sandstein auf. In dieser Industrie ist die Mechanisierung sehr wenig vorgeschritten, fast alles ist noch Handarbeit, obgleich gerade hier der Ersatz des gefährdeten Menschen durch die Maschine erwünscht wäre. Nur in wenigen Fällen, wie bei dem Ausschrämen von Mühlsteinen oder bei der Herstellung der Mittellöcher in den großen Schleifsteinen und bei dem Herstellen von kleinen Schleifsteinen, wird Maschinenarbeit angewendet. Bei der maschinellen Bearbeitung ist es gelungen, die Bedienung, sei es durch starke Anwendung von Wasser, sei es durch eine zweckmäßige Staubabsaugung außer Gefahr zu setzen. Viel zu tun bleibt dagegen noch bei der eigentlichen Steinhauerei und Steinmetzerei. Hier ist in erster Linie versucht worden, durch Arbeitsplatzgestaltung eine Besserung zu erzielen. Schon die Auswahl des Ortes, an dem eine Steinhauerhütte errichtet wird, ist bestimmend dafür, ob sie genug Frischluft durch den bewegten Wind zugeführt erhalten kann. In windstillen Räumen, also zwischen Halden von Steinbrüchen, unmittelbar neben größeren Gebäuden und ähnlichen Orten, sollen solche Hütten nicht errichtet werden. Große Fenster- und Türöffnungen müssen das Belüften erleichtern. Wenn irgend möglich, sollen neben den Steinhauerhütten noch einfache Dächer vorhanden sein, damit die Arbeiten im Freien ausgeführt werden können, wenn die Außentemperatur es irgend zuläßt. Bei der Aufstellung der Steinmetzen im Freien ist darauf zu achten, daß sie ihre Arbeitsplätze in der Windrichtung nicht hintereinander, sondern nebeneinander anordnen, und daß sie sich so stellen, daß der Windzutritt zu der Bearbeitungsstelle an dem Werkstück durch den Körper nicht gehindert wird. In den einseitig offenen Schuppen, die man vielfach findet, sollen die Arbeitsplätze an der offenen Seite entlang nebeneinander angeordnet sein und nicht nach der Tiefe zu hintereinander.

Über zweckmäßigen Selbstschutz von Steinhauern und Steinmetzen hat die Steinbruchs-Berufsgenossenschaft ein Merkblatt herausgegeben, in dem die eben erwähnten und weitere Schutzmaßnahmen zusammengestellt sind.

Für die Steinhauer- und Steinmetzbuden in staubgefährdeten Betrieben dürfte es sich empfehlen, einen Normaltyp hinsichtlich Höhe, Breite und Tiefe, der Tür-, Fenster- und Durchwurföffnungen für den Abfall und der Aufstellungsplätze für die Steinhauer zu schaffen.

Naßhalten des Werkstückes ist ein sehr wenig wirksames Mittel. Dagegen spielt die Benetzung der Fußböden bzw. der Arbeitsplätze im Freien doch eine gewisse Rolle, besonders insofern, als bei der Säuberung, die tagtäglich vorzunehmen ist, eine Staubentwicklung nicht in großem Maße stattfinden kann, wenn der Abfall völlig durchfeuchtet ist. Ein durchaus wirksames Mittel wäre für die Steinhauer- und Steinmetzarbeiten nur die Zuführung von Frischluft durch einen Apparat, der sie von einem Ort außerhalb der Arbeitsräume ansaugt und diese vor Mund und Nase des Arbeiters ausströmen läßt. Ob es gelingen wird, einen derartigen Apparat zu schaffen, besonders einen solchen, der von den Arbeitern ohne Belästigung getragen werden kann und daher auch ohne Widerwillen angelegt wird, steht noch dahin.

Zu erörtern wären nun noch diejenigen Verhütungsmaßnahmen, die den Menschen selbst betreffen.

Wie zu allen Erkrankungen, so ist auch zur Staublungenerkrankung die Disposition der einzelnen Menschen sehr verschieden. Diejenigen, die infolge erblicher Anlage zur Tuberkulose neigen, diejenigen, deren Körper durch vorhergehende Krankheiten oder durch die Lebensweise geschwächt ist und diejenigen, die in wenig hygienischer häuslicher Umwelt leben, werden ohne weiteres in verstärktem Grade anfällig für die Staublungenerkrankung sein.

Um Leute, die durch ihre Konstitution der Staublungenerkrankung leicht zugänglich sind, nicht in Gefahr kommen zu lassen, bleibt nichts anderes übrig, als sie von der Arbeit in staubgefährdeten Betrieben auszuschließen. Dazu ist es notwendig, eine Untersuchung vor Einstellung in die Arbeit und regelmäßige Nachuntersuchungen vorzunehmen. Trotzdem darf man durch diese Maßnahme nicht allzu großen Erfolg erwarten. In vielen Industriezweigen, man denke nur an abgelegene Steinbruchbezirke im bayerischen Wald, in der Eifel und in Thüringen, ist es ausgeschlossen, die Betreffenden anderen Arbeitstätigkeiten als denjenigen, denen sie von Jugend auf obgelegen haben, zuzuführen, weil es einfach an den Betriebsorten keine anderen Arbeitsgelegenheiten gibt. Auch sind Fachärzte und leistungsfähige Röntgenapparate, wie sie für die Staublungenuntersuchung erforderlich sind, nicht überall vorhanden. Diesen beiden letzteren Mängeln wird beabsichtigt auf dem Wege abzuhelfen, daß eine auf einem Kraftwagen unterzubringende Apparatur beschafft wird. Die neuen in allen Gewerbszweigen einheitlich geltenden Unfallverhütungsvorschriften geben den Berufsgenossenschaften das Recht, Untersuchungen der Belegschaften vorzuschreiben. Von diesem Recht ist bereits in vielen Fällen Gebrauch gemacht worden.

Ein sehr gutes Mittel zur Bekämpfung der Staublungenerkrankung ist ferner, den einzelnen Arbeiter nicht bis zum Ausbruch der Erkrankung an der gefährdeten Stelle zu beschäftigen. Wo Rohstoffbetriebe mit Schotteranlagen und Mahlwerken verbunden sind, ist es nicht schwer, einen turnusmäßigen Wechsel an den Arbeitsplätzen eintreten zu lassen. Leider versagt diese Schutzmethode gerade bei der am meisten gefährdeten Arbeiterkategorie, nämlich den Steinmetzen. Ihre besondere handwerksmäßige Ausbildung und Tätigkeit läßt es nicht zu, daß sie ohne weiteres an anderen Arbeitsstellen verwendet werden können.

Mehr als ein allgemeiner Überblick über das Gebiet der Gesundheitsschäden durch Staub und die zu ihrer Bekämpfung als notwendig erkannten Maßnahmen in der Industrie der Steine und Erden konnte durch diese Darstellung nicht gegeben werden. Eine außerordentlich große Zahl von Einzelfällen ist schon mit gutem Erfolg bearbeitet worden. Mehr und mehr stellte sich dabei der Mangel an wissenschaftlichem Rüstzeug heraus und an Personen, die auf dem Gebiet der Staubbekämpfung wirklich eingearbeitet sind. Die in der Steinbruchs-Berufsgenossenschaft vereinigten Gewerbszweige haben beschlossen, ihre Mittel nicht zu verzetteln durch Unterstützung aller möglichen Stellen zur Durchführung von Arbeiten auf diesem Gebiete, sondern unterhalten unter erheblichen Aufwendungen eine Forschungsstelle, die sich ausschließlich mit praktischen Staubschutzmaßnahmen beschäftigt.

Aus meinen Ausführungen werden Sie den Eindruck gewonnen haben, daß auf dem Gebiete der Verhütung der Staublungenerkrankungen in der Industrie der Steine und Erden eine Menge Arbeit bereits geleistet worden ist. Wir dürfen die begründete Hoffnung hegen, daß es uns in absehbarer Zeit gelingen wird, die für unsere in der Steinindustrie arbeitenden Volksgenossen segensreiche Aufgabe durchzuführen, Betriebsregelungen und Einrichtungen zu schaffen, die die Entstehung dieser Erkrankungen mit Sicherheit verhüten.

Schutzmaßnahmen in Schleifereibetrieben und bei Sandstrahlgebläsen.
Von Oberingenieur Steinmetz, Düsseldorf.

Die Staublungenerkrankung, die ganz besonders in den im bergischen Lande verbreiteten Schleifereien entsteht, zählt seit dem Jahre 1929 zu den entschädigungspflichtigen Berufserkrankungen, während die Versicherten, die sich beim Arbeiten mit Sandstrahlgebläsen Erkrankungen zugezogen haben, bisher nicht von den Berufsgenossenschaften entschädigt wurden, da die Verordnung vom Februar 1929 diesen Gewerbszweig nicht mit erfaßt.

Die Schutzmaßnahmen, die in Schleifereien möglich sind, sind außerordentlich beschränkt. Auf den wohl allgemein bekannten Hergang beim Schleifen, eine spanabhebende Arbeit, braucht hier nicht näher eingegangen zu werden. Die Arbeit am Großschleifstein ist verhältnismäßig schwer und verbietet daher das Tragen von Masken oder Schutzhelmen, das bei der schweren Arbeit schnell zur Ermüdung führt, außerdem aber, wie z. B. bei den Helmen — eine genaue Beobachtung des Werkstückes, wie sie bei diesen Arbeiten erforderlich ist, unmöglich machen. Im Gegensatz zu den sonstigen staubgefährdenden Arbeiten in anderen Betrieben wird der aus feinsten Teilen bestehende Staub in den herumsprühenden Partikelchen mitgeführt und von den Arbeitern während der Arbeit nicht als unangenehm empfunden. Er gelangt daher direkt in die Lunge, da er nicht wie trockener Staub, der dem Arbeiter lästig ist, ausgehustet wird. Eine Absaugung dieses nassen Wasserstaubes oder Wasserdampfes an der Entstehungsstelle oder ein Binden des Staubes durch Schaum und dergl. ist wegen der notwendigen Beobachtung des Werkstückes nicht möglich, und da das Tragen von Masken, wie eben bereits gesagt, ebenfalls nicht möglich ist, sind technische Schutzmaßnahmen kaum durchzuführen. Als einziges Mittel der Beseitigung der Gefahr besteht daher nur die Möglichkeit, die Entstehung des gefährlichen quarzhaltigen Staubes ganz zu vermeiden. Daß die Menge des entstehenden Staubes erheblich ist, geht schon daraus hervor, daß in kurzer Zeit ein großer Naturstein, der bis 3 m Durchmesser hat, aufgebraucht und zu Staub vermahlen wird. Seit Jahren sind daher Bestrebungen im Gange, die besonders von der Sektion Remscheid der Maschinenbau-Berufsgenossenschaft gefördert wurden, den gefährlichen quarzhaltigen Naturstein durch künstliche Steine zu ersetzen, die, wie sich bei den Versuchen gezeigt hat, einmal weniger abgenutzt werden und daher an und für sich schon weniger Staub erzeugen und außerdem, da sie keine freie Kieselsäure enthalten, ungefährlichen Staub hervorrufen, drittens aber auch eine geringere Kraftanstrengung erfordern, dadurch die Arbeit erleichtern und so das bei schweren Arbeiten vermehrte Atmen etwas erleichtern.

Die bisherigen technischen Schwierigkeiten, die gegen die Verwendung von Kunststeinen sprachen, sind so gut wie überwunden, und es bestehen zur Zeit nur noch finanzielle Schwierigkeiten, da für die teilweise recht kleinen und wirtschaftlich schwachen Betriebe die Beschaffung der teuren Kunststeine nicht immer durchführbar ist. Weiterhin wird von berufsgenossenschaftlicher Seite in Zukunft dazu übergegangen werden, eine genaue ärztliche Eignungsprüfung der Leute vor Arbeitsaufnahme vorzunehmen; daß hierbei alle durch die ärztliche Wissenschaft erforschten Mittel soweit wie möglich benutzt werden, ist selbstverständlich. Sie haben aus den gestrigen Ausführungen des Herrn Dr. Lehmann schon gehört, daß die Maschinenbau-Berufsgenossenschaft sich bereits an den Untersuchungen der Nasenbeschaffenheit beteiligt hat, um keine Gelegenheit zu verpassen, die in den Betrieben Beschäftigten vor Schäden zu bewahren. Wir dürfen hoffen, daß durch diese Eignungsprüfung, die in regelmäßigen Zeiträumen wiederholt werden soll, und durch die Einführung der Kunststeine die Erkrankungen auf ein Minimum zurückgeführt werden.

Die zweite große Erkrankungsmöglichkeit in den Betrieben der Eisen- und Stahlindustrie durch Quarzstaub beim Arbeiten mit Sandstrahlgebläsen wird sich in Zukunft vielleicht ebenfalls stärker einschränken lassen. Die Sandstrahlgebläse werden in der Eisen- und Stahlindustrie hauptsächlich in den Gießereien benutzt, um den den Gußstücken anhaftenden Formsand zu beseitigen, weiterhin aber auch, um sonstige Eisenteile an ihren Oberflächen zu säubern — z. B. Beseitigung von Rost an Blechen und Konstruktionsteilen.

Bei der Einführung der Sandstrahlgebläse und insbesondere der Freistrahlgebläse sah man zunächst die Gefahren weniger in der Erkrankungsmöglichkeit durch den Steinstaub als vielmehr in der Möglichkeit der Verletzung der Augen durch die zurückprallenden Quarzkörper. Die ersten Schutzhelme, die man bei Sandstrahlgebläsen benutzte, waren daher nur darauf abgestellt, durch Drahtsiebe diese Schädigungen zu verhindern. Erst nach der Erkenntnis, daß durch den feinen Staub schwere Erkrankungen herbeigeführt werden können, ging man dazu über, durch luftdichten Abschluß der Helme, die Frischluftzuführung erhielten, dieser Gefahr entgegenzutreten. Die sonstigen Apparate wurden, soweit möglich, geschlossen. Die ersten Helme mit Luftzuführung zeigten die Mängel, daß die durch plötzliche Expansion stark abgekühlte, vom Kompressor entnommene Luft, die teilweise stark mit Öl geschwängert war, den damit Arbeitenden wegen der Kälte und des Geruches der Luft unangenehm war und daß infolgedessen trotz aller Hinweise auf die bestehende Erkrankungsgefahr die Leute diese nur ungern benutzten. Die Eisen- und Stahlberufsgenossenschaften haben sich in den letzten Jahren ganz besonders mit Schutzmaßnahmen gegen die Staubgefahr beim Sandstrahlgebläse befaßt und neben der Vervollkommnung der allgemeinen Staubabsaugung an den verschiedensten Apparaten, wie Drehtisch, Gebläsetrommeln, Putzhäuser und dergl., die von der Industrie an und für sich schon eingeleitet wurde, haben sie der Frage der Beschaffung einwandfreier Staubschutzhelme ihr besonderes Augenmerk gewidmet. Auf Veranlassung der Eisen- und Stahlberufsgenossenschaften haben die Drägerwerke und die Auer-Gesellschaft besondere Aggregate hergestellt, die die früheren Mängel der Staubschutzhelme nicht mehr aufweisen. Durch einen besonderen Ventilator wird reine Luft angesaugt, die, da sie nur mit niedrigem Überdruck zugeführt wird, bei der geringen Expansion sich nicht besonders abkühlt, außerdem aber noch durch besondere Heizeinrichtungen vorgewärmt werden kann. Ein derartiger Helm, der von der Auer-Gesellschaft hergestellt ist, liegt zur Ansicht aus. Der Helm hat sich, soweit bisherige Versuche gezeigt haben, gut bewährt. Daneben sind, wie ich schon vorher sagte, von seiten der herstellenden Industrie die Einrichtungen der Sandstrahlgebläse und -apparate weitgehendst in den letzten Jahren verbessert, so daß die Staubgefahr schon bedeutend verringert ist.

Die Eisen- und Stahlberufsgenossenschaften sind zur Zeit damit beschäftigt, allgemeine Grundsätze für Schutzmaßnahmen bei Sandstrahlgebläsen auszuarbeiten. In diesen Grundsätzen wird festgelegt sein, daß beim Blasen in besonderen Kammern die Benutzung eines eben gezeigten Helmes verlangt wird, daß beim Arbeiten an anderen Apparaten, bei denen trotz der Vervollkommnung durch die kleinsten Spalten immer noch der Quarzstaub hinausdringen kann, den Arbeitern Atemschutzgeräte bzw. Respiratoren zur Verfügung gestellt werden müssen. Weiterhin wird aber auch in Zukunft für die an Sandstrahlgebläse Arbeitenden, ebenso wie es die Maschinenbau-Berufsgenossenschaft für Schleifer vorgesehen hat, eine ärztliche Eignungsprüfung und eine regelmäßige Nachuntersuchung vorgesehen werden.

Außer diesen Mitteln, die nur zur Fernhaltung und Unschädlichmachung des entstandenen schädlichen Staubes dienen, sind bereits seit Jahren Bestrebungen im Gange, nach Möglichkeit die Entstehung des Staubes gänzlich zu verhindern, wie es in den Schleifereien durch die Einführung der Kunststeine versucht wird, und zwar durch die Ersetzung des Quarzsandgebläses durch Gebläse, die anstatt mit Quarzsand mit feinem Stahlkies arbeiten. Leider haben sich bei der Verwendung von Stahlkies mancherlei Schwierigkeiten ergeben. Es wird aber vielleicht auch hier gelingen, die Stahlkiesgebläse in Zukunft in größerem Maße zu verwenden.

Es ist zu hoffen, daß es den vereinten Bemühungen aller dazu berufenen Stellen, wie Industrie, Gewerbeaufsicht und Berufsgenossenschaften gelingen wird, die Gefahrenquellen soweit irgendmöglich auszuschalten zum Nutzen der in den Betrieben Arbeitenden und damit auch zum Nutzen unseres ganzen Volkes.

Bekämpfung schädlichen Gesteinstaubes im rheinisch-westfälischen Steinkohlenbergbau.

Mitteilung der Hauptprüfstelle für Bohrstaubschutz der Knappschafts-Berufsgenossenschaft bei der Sektion 2 in Bochum.

Seitdem die in den Betrieben des Bergbaus erworbene schwere Staublungenerkrankung nach der 2. Verordnung des Reichsarbeitsministers über Ausdehnung der Unfallversicherung auf die Berufskrankheiten vom 11. Februar 1929 zur „Berufskrankheit" erklärt worden ist, ist ihre Entschädigung durch Rentenzahlungen der Knappschafts-Berufsgenossenschaft als Trägerin der Reichsunfallversicherung auferlegt worden.

Die Tatsache, daß diese in ihrer Entstehung leider noch nicht hinreichend erforschte Berufskrankheit in dem Gebiet der Sektion II der Knappschafts-Berufsgenossenschaft in den Jahren 1930—1933 allein den Tod von 1433 Bergleuten verursacht hat, ist daher für die Knappschafts-Berufsgenossenschaft der Anlaß gewesen, Mittel und Wege zu einer möglichst wirksamen Bekämpfung des schädlichen Gesteinstaubes im Interesse der Gesunderhaltung der Bergleute zu suchen.

Führt man noch an, daß am 1. Januar 1934 im Bereich der Sektion II der Knappschafts-Berufsgenossenschaft 2107 Bergleute wegen schwerer Staublungenerkrankung eine hohe Rente bezogen und daß weiter an 1468 Witwen und an 1057 Waisen an schwerer Staublunge verstorbener Bergleute Renten gezahlt wurden, die für die Zeit von 1930 bis 1933 einen Betrag von 17,4 Millionen Reichsmark ausmachten, werden auch aus dem Grunde der Lastensenkung Maßnahmen gegen den schädlichen Gesteinsstaub zur dringenden Notwendigkeit.

Da ganz eindeutig die Mehrzahl der von der Krankheit Betroffenen aus den Reihen derjenigen Bergleute stammt, die lange Jahre hindurch Gesteinsarbeiten ausgeführt haben, muß der bei diesen Arbeiten entstehende Staub als hauptsächliche Ursache der Erkrankungen angesehen und dementsprechend in erster Linie bekämpft werden.

Darüber hinaus ist anzustreben, daß in Zukunft auch bei anderen untertägigen Arbeiten, die mit Gesteinstaubentwicklung verbunden sind, für möglichst weitgehende Unschädlichmachung des schädlichen Gesteinstaubes gesorgt wird. Es muß erreicht werden, daß auch langjährige Arbeit vor Ort in Abbaustrecken geringmächtiger Flöze, ferner an Bergebunkern, Kippstellen, in Blindörtern und ähnlichen mehr keine Staublungenkrankheit zur Folge haben kann.

Einen Weg zur Lösung der Staubbekämpfungsaufgabe in den am häufigsten anzutreffenden söhligen Gesteinsbetrieben, sowohl beim Bohren mit Schlangenbohrern als auch beim Laden des Haufwerks, hat die Sektion II der Knappschafts-Berufsgenossenschaft mit der Erprobung und Entwicklung des Staubbindungsverfahrens mittels Schaum — nach dem Patent der Minimax-A.-G., Berlin, F. Schürmeyer — beschritten. Sie hat nebenher auch viele andere Neuerungen auf dem Gebiet der Staubbekämpfung erprobt bzw. aufmerksam verfolgt.

Diese Tatsache läßt es angezeigt erscheinen, über Entwicklung, Wirkungsweise und Anwendbarkeit der verschiedenen Verfahren einige Mitteilungen zu machen.

Entwicklung des Schaumverfahrens zum heutigen Stande.

Die Verwendung von Schaum zur Staubbindung in Bergwerken ist 1928 durch das vom Preußischen Handelsministerium gemeinsam mit der Reichsknappschaft erlassene Preisausschreiben für „Bohrstaubschutz" bekannt geworden. Sie hat dabei in der Form des Lösungsvorschlages „Minimax-Schürmeyer" einen der beiden Hauptpreise erhalten.

Das Verfahren besteht darin, daß beim Bohren eine Schaumschicht in oder vor dem Bohrloch ständig aufrechterhalten wird und daß beim Laden von Haufwerk Schaum zur Berieselung verwandt werden kann.

Bei der Prüfung durch das Preisgericht hafteten dem Verfahren noch zahlreiche Mängel an.

Die ersten Versuche der Daueranwendung im Gedingebetriebe unter ständiger Überwachung durch die Sektion II zeigten Anfang 1931 neben der Behebung der oben angedeuteten Mängel so recht, daß das Verfahren, um betriebsreif zu werden, noch wesentlicher Vereinfachung und technischer Verbesserungen bedurfte, die dann in der Folgezeit vorgenommen wurden. Für die Anwendung des Schaumverfahrens war schlechthin entscheidend, daß ein Vorbohrloch entbehrlich wurde. Es erforderte monatelanges Durchprobieren der verschiedensten Konstruktionen, bis in dem jetzt gebräuchlichen Spiralfederröhrchen zur Schaumzuführung in das Bohrloch ohne Vorbohren eine einigermaßen brauchbare Lösung gefunden wurde. Neben der Verbesserungsarbeit wurde die Erzielung wirtschaftlich vertretbarer Preise zu erreichen versucht. Als Beispiel sei der Preis des Schaumextraktes angeführt. Ehe die Sektion II sich um das Schaumverfahren bekümmerte, wurde der Schaumextrakt teilweise zum 25fachen des heutigen Preises verkauft.

Um einen Begriff von der Beseitigung weiterer, während der Probejahre auftretender Schwierigkeiten zu geben, sei noch ein ganz geringfügig erscheinendes Problem gestreift, die Auffindung eines voll wirksamen, billigen, geruchlosen und völlig gesundheitsunschädlichen Konservierungsmittels für den Schaumextrakt, da dieser ohne Konservierung zu sehr starker Pilzbildung des gesamten Kesselinhalts und zu völliger Verstopfung der Schaumrohre Anlaß gab. Der Konservierungszusatz mußte ohne merkliche Volumenvermehrung dem Schaumextrakt von vornherein zugesetzt werden können und auch bei dessen Verdünnung im Apparat mit Wasser (1 : 666) noch wirksam sein. Drei Spezialfirmen mit erstklassigen wissenschaftlichen Hilfsarbeitern und außerdem 5 weitere Firmen haben daran gearbeitet. Trotzdem wurde ein für den vorliegenden Zweck brauchbarer Schaumextrakt erst nach 1½jähriger Arbeit erzielt.

Die bei Einführung des Schaumverfahrens in söhligen Gesteinsarbeiten aufgetretenen Schwierigkeiten sind nach jahrelangem Großversuch zum größten Teil überwunden. Die Abb. 1 und 2 stellen das beim Schaumverfahren verwandte Gerät dar (vgl. Sonderdruck „I. Mitteilung der Hauptprüfstelle für Bohrstaubschutz").

Anwendungsbereich des Schaumverfahrens.

Die Staubbindung mittels Schaum ist bei allen Bohrlöchern durchführbar, die nicht mehr als 15° abwärts geneigt verlaufen. Bei stärker geneigten Löchern ist es zweckmäßig, das Schaumzuführungsröhrchen nicht in den Bohrlochmund einzuführen, weil bei diesem die Bohrmehlbeförderung durch den Schlangenbohrer an sich schon Schwierigkeiten bereitet. Man versucht, bei solchen Löchern wenigstens den Bohrlochmund mit Schaum aus dem darüber gehängten Schaumzuführungsröhrchen zu bedecken.

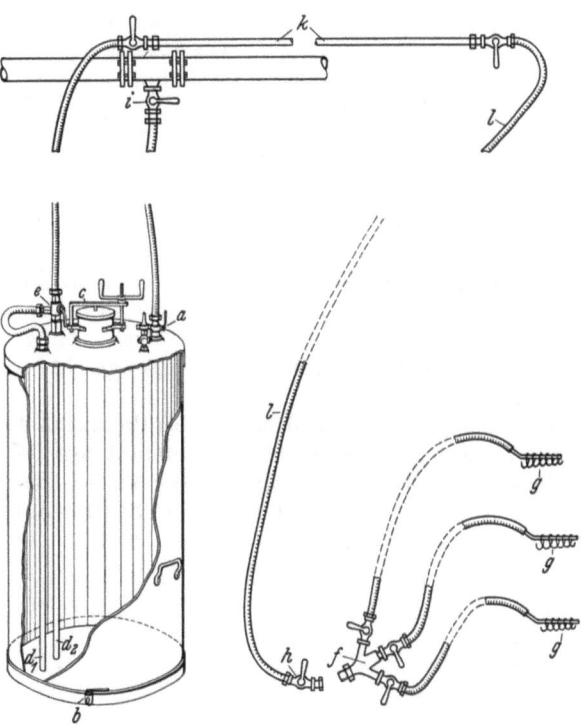

Abb. 1. Schema einer Staubbindungsanlage für söhlige Betriebe.

Bei ansteigenden Löchern liegt die Grenze der Anwendbarkeit etwa bei 40°.

Bei Sohlenlöchern und Löchern mit etwa vorhandener Auflagefläche unter dem Bohrlochmund

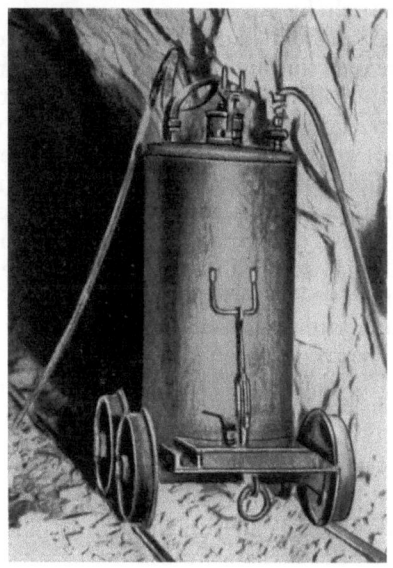

Abb. 2. Beispiel eines fahrbaren Schaumapparates.

genügt es, vor dem Bohrloch einen Schaumhaufen zu halten. Der Schlangenbohrer vermischt dann das Bohrmehl mit dem Schaum. Alle anderen Löcher erfordern das ordnungsgemäße Einsetzen des Schaumzuführungsröhrchens und lassen daher beim Ansetzen noch Staub entstehen.

Die Herstellung der hohen Firstenlöcher geschieht häufig gleich von Anfang an mit den längsten und schmalsten Bohrern. Die Löcher werden dann so eng, daß sich die Schaumzuführungsröhrchen nur mit Mühe hineinzwängen lassen und auch nicht sicher halten, weil obendrein das Gewicht des Schaumschlauches sie aus dem Bohrloch zu ziehen versucht. In solchen Fällen wird die Benutzung des Schaumverfahrens dennoch möglich, wenn die hohen Firstenlöcher mit ausreichend breiten Anfangsbohrern von einer Bühne oder vom Wagen aus angesetzt und die Schaumschläuche um einen festen Gegenstand (Ladestock im Loch, Fangschiene, aufrecht stehender Bohrer u. ä.) geschlungen werden.

Das Reinigen der Bohrlöcher mittels Preßluft hat begreiflicherweise eine ungeheure Verstaubung des Arbeitsortes zur Folge. Zu ihrer fast restlosen Beseitigung wird am Ausbläser ein zweiter Stutzen angeschweißt (s. Abb. 3). Man füllt zunächst in

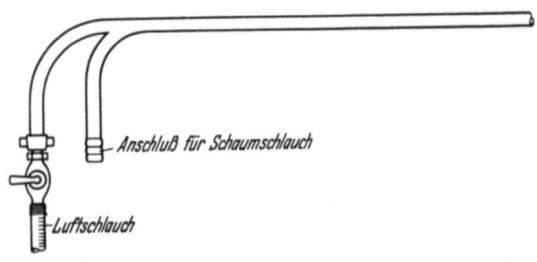

Abb. 3.

wenigen Sekunden jedes Bohrloch mit Berieselungsschaum und bläst sodann mit Preßluft das Schaum-Staubgemisch heraus.

Es bedarf wohl kaum des Hinweises, daß der Mann bei der ihn außergewöhnlich anstrengenden Tätigkeit des Bergeladens von Hand den Staub des trockenen Haufwerkes besonders reichlich und tief einatmet, so daß die Berieselung der Berge unbedingt nötig ist. Das geschieht, wie einleitend gesagt, mit sog. Berieselungsschaum. Obgleich dieser ziemlich flüssig ist, dringt er nicht etwa durch den ganzen Bergehaufen hindurch; die Berieselung ist deswegen öfter zu wiederholen. Reine Wasserberieselung tut praktisch hinsichtlich der Staubbindung zwar dieselben Dienste, könnte aber in anderer Hinsicht (Quellen des Liegenden usw.) unerwünscht sein. Beim maschinellen Laden (Schrapper u. dgl.) scheiterte die Schaumberieselung bisher an der geringen erzeugbaren Schaummenge; es muß daher mit Wasser berieselt werden, zumindest an der Bergeaustragstelle, um die Lader und Bergekipper vor Staub zu schützen.

Messungen bei Anwendung des Schaumverfahrens.

Obwohl die Staubmessung, die an sich schon ein recht kompliziertes Teilgebiet des Meßwesens bildet und in der Grube besonders schwierig wird, noch keinen befriedigenden Stand erreicht hat, erscheint es hier doch notwendig, einige Meßergebnisse mitzuteilen, um zu zeigen, welche Grade der Verstaubung anzutreffen sind und was mit dem Schaumverfahren erreicht wird.

Grundsätzlich sieht der Verfasser in der Benutzung von Konimeter-, Owens-, Impinger- oder anderen Meßgeräten, deren man sich im Auslande und auch in Deutschland meist bedient und die nur die Entnahme von kleinsten und kleinen Proben des Staubluftgemisches und deren Untersuchung durch Auszählen der Staubteilchen gestatten, für den Bergbau nicht die anzustrebende Lösung. Um den Erfolg einer Staubbekämpfungsmaßnahme vor Ort zu messen, die die dort beschäftigten Leute bei den verschiedensten Verrichtungen während der ganzen Schichtzeit schützen soll, kann es nicht genügen, mit den keineswegs fehlerfreien genannten Geräten kurzdauernde „Moment"-Messungen auszuführen, weil ja die Staubkonzentration durchaus ungleichmäßig ist. Man muß statt dessen „Zeitaufnahmen" und damit „Staubmengenmessungen" machen, um möglichst nahe an die wirklich vorhandenen Staubmengen heranzukommen, denen der Mann bei stundenlanger Arbeit ausgesetzt ist. Dieses Ziel hat die Sektion II in gemeinsamer Arbeit mit Prof. Dr. K. W. Jötten, Münster, in den letzten Jahren eifrigst verfolgt.

Von Prof. Jötten konnte gezeigt werden, daß die allein schädlichen Staubteilchen unter 10 μ ($^{10}/_{1000}$ mm) Größe zahlenmäßig in dem nach Anwendung des Schaumverfahrens in Mundnähe der vor Ort Beschäftigten verbleibenden Reststaub keinen wesentlich höheren Prozentanteil ergaben, als in der absolut sehr viel höheren Staubkonzentration beim Bohren ohne Staubbekämpfung. Es erscheint daher berechtigt, Staubmengenmessungen des Reststaubes über längere Zeiträume dem Urteil über die Wirksamkeit des Schaumverfahrens zugrunde zu legen.

Sind z. B. bei der Staubkonzentration 100 mg/cbm 90% aller unter dem Mikroskop in Momentproben festgestellten Teilchen kleiner als 10 μ und aus der Konzentration 10 mg/cbm vom gleichen Betriebspunkt bei gleicher Arbeit 93% aller Teilchen kleiner als 10 μ, so ist der absolute Erfolg trotz relativer Zunahme der kleinsten Teilchen deutlich.

Ohne hier auf Einzelheiten der Messungen und des neuen Meßgerätes einzugehen, über die in späteren Mitteilungen besonders zu berichten sein wird, sollen jetzt Ergebnisse von Staubmessungen aus verschiedenen Gesteinsbetriebspunkten bei und ohne Anwendung des Schaumverfahrens folgen. Sie werden hier angeführt, weil meines Wissens bisher aus deutschen Bergwerken überhaupt keine leicht deutbaren Zahlen über den Staubgehalt bei Gesteinsarbeiten vorliegen. Der Mängel der Methode ist sich der Verfasser ebenso bewußt, wie der Tatsache der, im engsten Sinne genommen, bestehenden Unvergleichbarkeit aller Staubmessungen aus dem Grubenbetriebe, in dem sich irgendwelche der den Staubgehalt und die Staubeinatmung beeinflussenden Faktoren (Gestein, Wetterführung, Arbeitsintensität, Stellung der Leute vor Ort u. ä.) von Sekunde zu Sekunde ändern.

Im allgemeinen wurde der Staubgehalt in Mundnähe der arbeitenden Leute aus etwa 700—1200 l Luft bestimmt, die mit rund 18 l/Minute — der menschlichen Atmung etwa entsprechend — durch ein dichtes Filter gesaugt wurde.

Auf den Zechen M. und B. ergaben sich beispielsweise beim Bohren je 1 cbm Luft vor Ort in Mundnähe folgende Schwebestaubgehalte:

Beim Bohren mit Schaum:
10,6 mg/cbm	7,2 mg/cbm
12,4 „	10,9 „
17,7 „	14,9 „
17,9 „	11,5 „
11,3 „	12,6 „

ohne Schaum:
80,7 mg/cbm	42,8 mg/cbm
79,0 „	75,0 „
154,0 „	106,3 „
35,8 „	77,5 „

Beim Bergeladen mit Schaumberieselung:
8,6 mg/cbm	5,8 mg/cbm
4,4 „	2,6 „
5,4 „	

ohne Schaumberieselung:
| 13,1 mg/cbm | 39,6 mg/cbm |
| 15,9 „ | 23,5 „ |

Die Messungen wurden in Sand- und Schieferbetriebspunkten mit genauen Protokollen durchgeführt; die Querschnitte der Strecken lagen zwischen 5 und 11 qm; es bohrten 1—3 Leute; auch beim Laden schwankte die Zahl der gleichzeitig Tätigen zwischen 1 und 3 Mann. Aus der zunächst auffälligen Tatsache, daß die Reststaubwerte beim „Bohren ohne Schaum" und beim „Laden ohne Schaum" größere Unterschiede in der vorhandenen Staubmenge zeigen, folgere man nicht etwa die geringere Staubgefahr beim Laden. Auch wenn weitere Messungen beim Laden gleiche Ergebnisse brächten, sei nur der sehr wichtige Hinweis gestattet, daß gerade das tiefe Atmen beim Laden der Berge die Staubaufnahme wesentlich fördert.

Das Schaumverfahren wurde während der Messungen nicht mit außerordentlicher Sorgfalt angewandt, sondern so benutzt, wie es den Leuten vor Ort, denen keine besonderen Anweisungen gegeben wurden, angesichts der Anwesenheit des Messenden tunlich erschien.

Der aufgefangene Staub war durchweg nur Schwebestaub aus der Kopfzone der vor Ort Beschäftigten; der Teilchenzahl nach war der Staub unter 10 μ Größe ganz überwiegend an seiner Zusammensetzung beteiligt. Welche Mineralarten das Staubgemenge bilden und ob etwa, bezogen auf das anstehende Gestein, eine Anreicherung bestimmter Mineralien stattfindet, wird zur Zeit zu klären versucht.

Die Messungen, die fortgesetzt werden, haben ergeben, daß durch die Anwendung des Schaumverfahrens, vornehmlich beim Bohren, gegenüber dem Arbeiten ohne Staubbekämpfung vor Ort der Staubgehalt in der einzuatmenden Luft wesentlich verringert werden kann. Die Schaffung einer Standardapparatur für solche Messungen wird weiterverfolgt. Hier sei nur noch einmal ausdrücklich davor gewarnt, die mitgeteilten Zahlen, die aus einzelnen Dauermessungen stammen, etwa mit ausländischen Literaturangaben über Messungen zu vergleichen, über deren Zustandekommen nichts Genaues zu erfahren ist.

Gesteinstaubbekämpfung durch Spritzwasser und Spülflüssigkeit.

Im vorstehenden ist über das Schaumverfahren berichtet worden, dessen Eignung zur wirksamen Staubbekämpfung in söhligen Gesteinsbetrieben sich auf Grund längerer Erfahrung ergeben hat.

Für die Staubbekämpfung mittels Schaum ist ein besonderer Schaumerzeugungsapparat erforderlich. Ferner muß außer Betriebswasser und Preßluft noch Schaumextrakt als Schaumbildner verwendet werden. Infolgedessen sind die Bestrebungen, Wasser ohne Zusatz eines Schaummittels zur Staubbindung zu benutzen, stets weiter verfolgt worden.

Neuere Betriebserfahrungen über die Verwendung von Wasser zur Staubbekämpfung liegen jetzt vor. Hierüber soll berichtet werden.

Vor Angabe von Einzelheiten sei grundsätzlich zunächst festgestellt, daß sich Wasser zur wesentlichen Staubverminderung im rheinisch-westfälischen Steinkohlenbergbau eignet. Wurden doch während des Bohrens in söhligen Gesteinsbetrieben bei gründlich durchgeführter Staubbekämpfung mit Spritzwasser Reststaubwerte bis herab zu 2,0 mg/cbm und durch Schaum- oder Wasserspülung mittels Spülkopf und Hohlbohrer bis zu 3,4 mg/cbm erreicht. Diese Werte liegen noch unter den bisher beim Schaumverfahren erzielten optimalen Reststaubwerten. Erhebliche Bedenken wegen schädlicher Erhöhung des Feuchtigkeitsgehaltes der Grubenwetter infolge Anwendung des Wasserspritzens oder -spülens liegen nicht vor, nachdem durch Hygrometermessungen — die Untersuchungen auf diesem Gebiet werden demnächst mit dem Psychrometer fortgesetzt — festgestellt worden ist, daß die Steigerung des Sättigungsgrades der Luft im allgemeinen nur einige Prozente beträgt.

Beim Schaumverfahren und vor allem bei den verschiedenen Absaugverfahren, die bisher nur dort, wo eine Verwendung von Schaum, Spritzwasser oder Spülflüssigkeit unzweckmäßig erscheint, beispielsweise in Aufbrüchen versuchsweise angewendet werden, hat der notwendige Anschluß der Apparatur an die Bohrlochmündung wegen der Vielgestaltigkeit der Stöße am Ansatzpunkt der Bohrlöcher bisher immer noch Schwierigkeiten verursacht. Bei der Staubbekämpfung durch Spritzwasser kann dagegen die Spritzvorrichtung ohne weiteres in der

Nähe des Bohrlochmundes angebracht werden und kommt infolgedessen während des Bohrens nicht mit bewegten Teilen in Berührung. Nach unseren Erfahrungen und dem Urteil von 12 Zechen hat sich die in Abb. 4 dargestellte Einrichtung als brauchbar erwiesen.

An dem Düsenspritzrohr von etwa 1250 bis 1400 mm Länge und $^3/_4''$ l. W. sitzt ein Rotgußabsperrhahn. Die Düse besteht aus Messing.

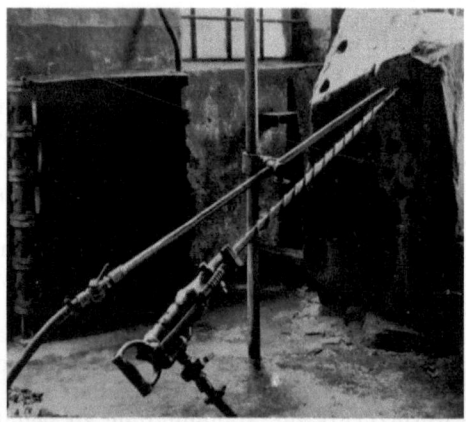

Abb. 4. Vorbaustempel mit Düsenspritzrohr und Lechlerklaue.

Das Gewicht der ganzen Einrichtung beträgt nur 15,5 kg. Der Gesteinshauer baut sich nach der Wasserbenetzung von Sohle und Stoß die Spritzvorrichtung so auf, daß der Wasserstrahl den Ansatzpunkt des Bohrloches gut bestreicht. Bohren zwei oder mehr Hauer gleichzeitig, so wird das

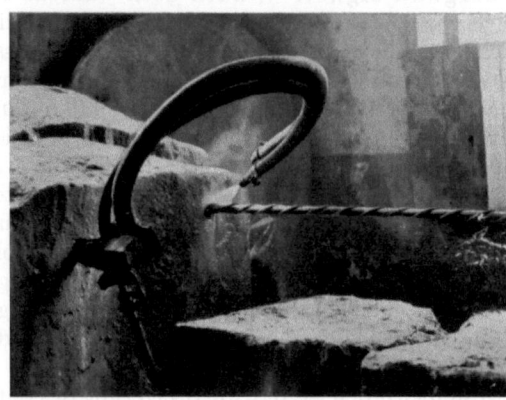

Abb. 5. Spritzarm.

Wasser, das der Vorrichtung zweckmäßig mit einem Druck von 2—5 atü zugeführt wird, in einem Schlauch bis vor Ort zugeleitet und dort durch einen einfachen Verteiler auf die Spritzvorrichtungen an den Bohrstellen verteilt. Die bei Anwendung des Verfahrens erforderliche Mehrarbeit ist gering. Die Spritzvorrichtungen beanspruchen wenig Raum. Infolge ihrer großen Beweglichkeit ist jede Stelle der Ortsbrust erreichbar. Bei einfallenden Löchern ist darauf zu achten, daß der Wasserstrahl von unten oder oben her gegen den Bohrlochmund gerichtet wird, damit ein „Ersaufen" des Loches vermieden wird. Da diese Art der Staubbekämpfung in ähnlicher Weise wie das Schaumverfahren den Staub in erster Linie unmittelbar am Bohrlochmund und nur in geringem Maße auch innerhalb des Loches durch Benetzung unschädlich machen will, bleibt das vom Schlangenbohrer transportierte Bohrmehl zwischen Bohrlochtiefstem und Benetzungsstelle trocken.

Der Wasserverbrauch der Düse richtet sich bei ordnungsgemäßer Bedienung ungefähr nach dem Bohrfortschritt und beträgt etwa 0,5—2 l je Minute bei 2 atü. Man kann an Betriebspunkten, an denen 3 Mann gleichzeitig bohren, mit einem Wasseranfall von wenigstens 1,5—2 l/min und etwa 6 l/min im Höchstfalle rechnen. Bei vorhandener Wasserseige bereitet die Abführung keine Schwierigkeiten; bei fehlender Seige genügt ein geringes Anheben der Platten am Stoß. Belästigt jedoch die stehengebliebene Wassermenge die Belegschaft vor Ort, wie es z. B. bei abfallend aufgefahrenen Umtrieben der Fall sein kann, so läßt sich dieser Übelstand durch Benutzung einer kleinen Preßluft-„Vor Ort-Pumpe" beseitigen.

Wenn auch dieses Spritzverfahren an vielen Gesteinsbetriebspunkten befriedigende Ergebnisse erzielt hat, so ist doch nicht zu verkennen, daß eine noch weitergehende Vereinfachung wünschenswert und für manche Fälle notwendig ist. Bei Betriebspunkten, an denen vom Haufwerk aus gebohrt wird, und bei sehr großer Streckenhöhe macht die Aufstellung des Vorbaustempels Schwierigkeiten. In stark belegten Betrieben wird die Arbeit durch die vor dem Stoß aufgestellte Apparatur behindert. Aus diesen Gründen und um die Zahl der nötigen Handgriffe zu verringern, wurden von der Hauptprüfstelle bewegliche Arme als Träger der Spritzdüsen entwickelt und auf mehreren Zechen des Reviers verwendet (s. Abb. 5).

Der Arm, an dem der Wasserzuführungsschlauch zur vorn befestigten Spritzdüse entlangläuft, wird so auf den Bohrlochansatzpunkt gerichtet, daß der Wasserstrahl der Düse die Bohrlochmündung trifft. Vorteile dieser Vorrichtung sind der geringe Raumbedarf, das Gewicht von nur 10 kg, der Aktionskreis von etwa 2 m Durchmesser und der Fortfall jeglicher Schrauben. Die Verwendung von Armen im letzten Halbjahr hat gezeigt, daß ihre Benutzungsdauer von der Auswahl guten Materials wesentlich abhängt.

Die beschriebenen Spritzvorrichtungen ermöglichen eine wirksame Staubbekämpfung mit Wasser, wenn die nötigen Vorbedingungen hierzu gegeben sind. Die Voraussetzung ist: das Vorhandensein reinen fließenden Wassers mit einem Druck von mindestens 2 atü und höchstens 5 atü; höherer Druck ist in der Nähe der Verwendungsstelle durch Wasserdruckreduzierventile entsprechend zu vermindern. Daß mit der Einführung solcher arbeitshygienischen Maßnahmen gründliche Aufklärung und strengste Überwachung einherzugehen haben, soll hier, so selbstverständlich es auch scheinen mag, nochmals nachdrücklich betont werden.

Staubmessung.

Wenn nachstehend einige Reststaubwerte bei Anwendung der Wasserspritzvorrichtungen angeführt werden, so ist es notwendig, auf den für Vergleichszwecke sehr bedingten Wert hinzuweisen. Denn die auf das Meßergebnis einwirkenden Faktoren, wie Gesteinszusammensetzung, Menge, Geschwindigkeit und Verunreinigung der Frischwetter durch Staub, Betriebspunktabmessungen, Arbeitsintensität usw. sind in den einzelnen Gesteinsbetrieben sehr verschieden. Immerhin haben die Messungen einen befriedigenden Wirkungsgrad der Wasserspritzvorrichtungen erkennen lassen. Diese Tatsache berechtigt uns, ihre Verwendung an geeigneten Betriebspunkten zu empfehlen.

Bei Anwendung mehrerer Wasserspritzvorrichtungen vor einem zuvor wasserberieselten Betriebspunkt der Zeche Z. im Sandstein ergaben sich nachstehende günstigen Reststaubwerte beim Bohren:

2,0 mg/cbm
2,8 „
2,5 „

Bei gleicher Sorgfalt in der Anwendung wurden auf derselben Zeche an einem Betriebspunkt im Schieferton folgende Werte ermittelt:

10,0 mg/cbm
13,6 „
11,1 „
14,7 „
13,5 „

Werte von anderen Zechen waren:

Zeche A, Betriebspunkt im Sandstein und Sandschiefer:

28,2 mg/cbm
8,2 „
7,3 „
3,3 „
6,8 „

Zeche G, Betriebspunkt im Sandstein:

16,5 mg/cbm
20,0 „
32,9 „

Sämtliche angegebenen Reststaubwerte beziehen sich auf das Bohren als staubreichsten Arbeitsabschnitt.

Die Staubwerte beim Bohren ohne Staubbekämpfung an ähnlichen Betriebspunkten waren demgegenüber:

122,3 mg/cbm
118,9 „
125,6 „
68,6 „
50,4 „
47,7 „

Wenn auch die Staubbekämpfung durch Spritzwasser gewisse Vorteile gegenüber dem Schaumverfahren aufweist, wird sich trotzdem auch dieses Verfahren nicht für alle Gesteinsbetriebspunkte eignen. So dürfte beispielsweise bei starkem Quellen die Gesteins oder sehr hohen Temperaturen und gleichzeitig hohem Feuchtigkeitsgehalt der Wetter die Verwendung größerer Wassermengen nicht angebracht erscheinen. Ferner stellt die Spritzwassermethode ebensowenig wie das Schaumverfahren bei Verwendung von Schlangenbohrern eine zwangsläufige Staubbekämpfung dar. Auch sie ist kein Universalverfahren, sondern eine Lösungsmöglichkeit, die von dem überwiegend vorhandenen Bohrermaterial (Schlangenbohrer) ihren Ausgang genommen hat.

Verwendung von Hohlbohrern und Spülflüssigkeiten.

Aus diesem Grunde ist unser Bemühen seit langem auf die Schaffung einer zwangsläufigen Staubbekämpfungsart durch Spülhohlbohrer gerichtet. Obwohl in dieser Frage die Entwicklung noch keineswegs abgeschlossen ist, erscheinen Mitteilungen über neuere Betriebserfahrungen mit Spülhohlbohrern wichtig.

Ungeachtet gewisser Spülkopfmängel, wie hohes Gewicht, Undichtigkeiten usw., sind auf unsere Veranlassung hin beim Abteufen eines Wetterschachtes auf der Zeche E. ab April 1933 Hohlbohrer (22er Rundstahl) und Spülköpfe (Flottmann-Wasserspülapparate AW 01) ausschließlich zur Verwendung gekommen. Dabei wurde ein Jahr lang nur mit dünnflüssigem Spülschaum (Berieselungsschaum) aus zwei abwechselnd benutzten, am oberen Anschlag aufgestellten Schaumapparaten (Minimax-Schürmeyer) gearbeitet. Es wurden in der Gaskohlenpartie Gesteine verschiedenster Art mit Ausnahme sehr festen Sandsteins durchteuft und mit Rücksicht auf den verhältnismäßig dünnen Bohrstahl vorwiegend Mönninghoff-Bohrhämmer verwendet. Die von Flottmann gelieferten Hohlbohrer besaßen in der Hauptsache Z-Schneiden. Wie durch genaueste Überwachung festgestellt wurde, ereigneten sich Bohrerbrüche dort nur in sehr geringem Umfange. Die kleinen Spülkopfundichtigkeiten und das hohe Stückgewicht der Spülköpfe von 5,5 kg machten sich beim Abteufen nicht nachteilig bemerkbar. Die richtige Bedienung der Spülapparate wurde von der Abteufbelegschaft schnell erlernt, und unter Beibehaltung der normalen Leistung ging das Abteufen fast völlig staubfrei vor sich. Während beim Schachtabteufen während des Bohrens mit Hohlbohrern und Luftspülung oft Staubwerte von über 1000 mg/cbm festzustellen waren, ergaben Messungen beim Bohren mit Spülschaum Reststaubwerte von weniger als 10 mg/cbm. Die gleichen Spülköpfe kamen in Verbindung mit dem Schaumverfahren auf den Zechen R. und S. beim Abteufen von Gesenken in festem Schieferton zur Anwendung. An einer dieser Verwendungsstellen wiesen zahlreiche Bohrerbrüche von 22er Rundstahlhohlbohrern auf die Wichtigkeit der Auswahl des Materials und richtiger Profile hin. Bei der Verwendung von mehr als 17 kg schweren Hämmern wird es in den meisten Fällen zweckmäßig sein, 26er Rundstahl- oder entsprechende Sechskantstahlhohlbohrer zu wählen.

Nach längerer Konstruktionsarbeit wurde vor einigen Monaten ein neuer Spülkopf (Spülapparat AW 05/06) von Flottmann herausgebracht, der den von der Hauptprüfstelle stets erhobenen Forderungen nach größerer Einfachheit und erheblich geringerem Gewicht entspricht (s. Abb. 6). Gegenüber mehr als 20 Einzelteilen früherer Spülköpfe der betreffenden Firma weist der AW 05-Spülkopf nur noch 4 Einzelteile einschließlich der 2 Dichtungen auf und wiegt 1 kg gegenüber 5,5 kg beim

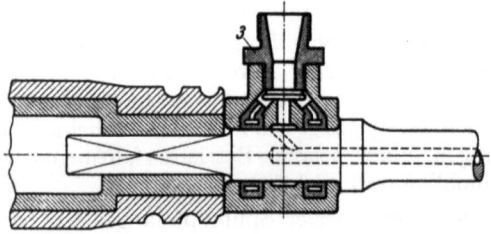

Abb. 6. Spülkopf.

Spülapparat AW 01. Das geringe Gewicht macht diesen Spülkopf nun auch für die Arbeit mit Hohlbohrern in horizontalen Betrieben besser geeignet. Die Hohlbohrer in Verbindung mit Wasser- oder Schaumspülung sind besonders dort zu empfehlen, wo wegen des „klammen" Gesteins bisher nicht mit Schlangenbohrern, sondern mit Hohlbohrern und Luftspülung gebohrt worden ist. Es ist dabei wichtig, den Abstand der Schneidenbreiten richtig zu wählen, weil der Verschleiß der Schneiden im harten feinkörnigen Gestein beim nassen Bohren größer ist, als beim trockenen Bohren.

Die Anwendung der neuen leichten Spülköpfe beim Bohren mit Hohlbohrern aus 26er Rundstahl erfolgt seit einiger Zeit auf mehreren Ruhrzechen sowohl beim horizontalen Vortrieb, als auch beim Abteufen von Gesenken. Ein endgültiges Urteil über ihre Bewährung ist infolge der kurzen Verwendungszeit noch nicht möglich. Die erwähnten Verbesserungen treten jedoch deutlich in Erscheinung.

Auch an der Gestaltung des noch nicht genügend vereinfachten Einsteckendes dieser Hohlbohrer wird weitergearbeitet. Es besteht die Möglichkeit, daß in Zukunft der gestauchte Bund und damit eine schwache Stelle gegebenenfalls durch einen aufgeklemmten Federbund vermieden werden kann. Bohrer dieser Art werden in Versuchsbetrieben erprobt. Ob bei Benutzung von Hohlbohrern und Flüssigkeitsspülung als Spülmittel Wasser oder Spülschaum verwendet wird, ist nach den bisherigen Beobachtungen, vom Standpunkt des Staubbekämpfungserfolges aus betrachtet, gleichgültig. Die örtlichen Verhältnisse können aber die Verwendung von Spülschaum angezeigt erscheinen lassen, der allerdings dünnflüssiger als der Bohrschaum bei Verwendung von Schlangenbohrern sein muß und der infolgedessen eine Neufüllung der Apparate schon nach verhältnismäßig kurzer Bohrzeit (etwa $1/2$ Stunde) notwendig macht. Um die Belästigung der Gesteinshauer auf der Abteufsohle durch Wasser oder Schaumflüssigkeit zu vermeiden, empfiehlt sich die Anschaffung einer kleinen, tragbaren „Vor-Ort-Pumpe".

Die Möglichkeit, mit der „Vor-Ort-Pumpe" auch verhältnismäßig große Spülwassermengen schnell und ohne besondere Schwierigkeiten zu beseitigen, regt zu einer sehr einfachen Art des Naßbohrens an, die hinsichtlich der Staubbekämpfung nach der Ansicht des Preisgerichts von 1929 immerhin beachtenswerte Ergebnisse gezeigt hat. Benutzt werden hierbei runde Vollbohrer in Verbindung mit einem von Hand ins Bohrloch eingeführten Wasserspülröhrchen (4 mm l. W.). Die Anwendung dieses Verfahrens auf einzelnen Zechen hat bewiesen, daß bei einiger Geschicklichkeit Bohrarbeit und Wasserspülung von nur einem Mann sich erfolgreich durchführen lassen.

Ergebnis.

Aus den vorstehenden Ausführungen ergibt sich, daß neben dem Schaumverfahren auch Spritzwasser und Spülwasser oder Spülschaum für söhlige und Abteufgesteinsarbeiten zur Staubbekämpfung verwendet werden können. Die Entscheidung, welchem Verfahren im einzelnen der Vorzug zu geben ist, kann nur unter Berücksichtigung der auf den Zechen sehr verschiedenen örtlichen Verhältnisse gefällt werden.

VERLAG VON JULIUS SPRINGER / BERLIN

Schriften aus dem Gesamtgebiet der Gewerbehygiene. Herausgegeben von der Deutschen Gesellschaft für Arbeitsschutz in Frankfurt a. M.

Zuletzt erschienen:

Heft 29: **Toxikologie und Hygiene des Kraftfahrwesens.** (Auspuffgase und Benzine.) Von Professor Dr. med. E. **Keeser**, Direktor des Pharmakologischen Instituts der Universität Rostock, früherem Regierungsrat, Dr. phil. V. **Froboese**, Regierungsrat, Dr. phil. R. **Turnau**, Regierungsrat (im Reichsgesundheitsamt), und Professor Dr. med. E. **Groß**, Dr. phil. E. **Kuß**, Dr. phil. G. **Ritter**, Professor Dr.-Ing. W. **Wilke** (von der I. G. Farbenindustrie A.-G. Oppau und Ludwigshafen a. Rh.). Mit 23 Textabbildungen und 1 Tafel. VIII, 106 Seiten. 1930. RM 9.45

Heft 30: **Das Gewerbeekzem.** Pathogenese. Diagnose. Versicherungsrechtliche Stellung. Von Dr. Rudolf L. **Mayer**, Privatdozent für Dermatologie an der Universität Breslau. Mit 2 Abbildungen. IV, 89 Seiten. 1930. RM 6.75

Heft 31: **Das Augenzittern der Bergleute.** Seine soziale Bedeutung, Ursache, Häufigkeit und die durch das Zittern bedingten Beschwerden. Von Professor Dr. M. **Bartels**, Chefarzt der Städtischen Augenklinik Dortmund, und Dr. med. W. **Knepper**, Essen-Bredeney. Mit 19 Abbildungen. V, 49 Seiten. 1930. RM 6.21

Heft 32: **Die Unfall- und Gesundheitsgefahren der Kältemaschinen.** Im Auftrag des Technischen Ausschusses der Deutschen Gesellschaft für Gewerbehygiene unter Mitwirkung von Gewerberat **Blatter**-Berlin, bearbeitet von J. **Wenzel**, Oberregierungs- und -gewerberat, Berlin. Mit 25 Abbildungen. IV, 74 Seiten. 1930. RM 6.21

Heft 33: **Der Verlauf der Staublungenerkrankung bei den Gesteinshauern des Ruhrkohlengebietes.** Von Professor Dr. A. **Böhme**, Leitender Arzt der Inneren Abteilung der Augusta-Kranken-Anstalt in Bochum, und Dr. med. C. **Lucanus**, Leitender Arzt der Inneren Abteilung des Evangelischen Krankenhauses Eickel, früher Oberarzt der Inneren Abt. der Augusta-Kranken-Anstalt in Bochum. Mit 49 Abbildungen. III, 147 Seiten. 1930. RM 16.20

Heft 34: **Die Verhütung von Staubexplosionen.** Ein Merkbuch für jeden Betriebsleiter. Von Walter H. **Geck**, Darmstadt. Mit 16 Abbildungen. V, 67 Seiten. 1931 RM 6.21

Heft 35: **Die Verhütung von Gesundheitsschädigungen durch Anklopfmaschinen.** (Die Verhütung der Anklopferkrankheit.) Im Auftrage des Technischen Ausschusses der Deutschen Gesellschaft für Gewerbehygiene bearbeitet von Dr. H. **Gerbis**, Gewerbemedizinalrat in Berlin, A. **Gros**, Direktor des Württ. Gewerbe- und Handelsaufsichtsamtes Stuttgart, Dr. F. K. **Meyer-Brodnitz**, Berlin, Dipl.-Ing. J. **Robinson†**, Berlin. Mit 10 Abbildungen. 35 Seiten. 1931. RM 3.60

Heft 36: **Internationale Übersicht über Gewerbekrankheiten** nach den Berichten der Gewerbeaufsichtsbehörden der Kulturländer über die Jahre 1927 bis 1929. Bearbeitet von Professor Dr. Ernst **Brezina**, Wien. VI, 162 Seiten. 1931. RM 12.—

Heft 37: **Arbeitsmedizinische Studien in Nord-Amerika und Süd-Afrika.** Von Professor Dr. Franz **Koelsch**, Ministerialrat, München. V, 210 Seiten. 1931. RM 14.50

Heft 38: **Die Unfall- und Gesundheitsgefahren in der Steinkohlenteerdestillation** nebst einigen Vorschlägen zu ihrer Bekämpfung. Von Dr. phil. Dr. med. h. c. H. **Leymann**, Geh. Oberregierungsrat, Berlin. Mit 2 Abbildungen. 39 Seiten. 1932. RM 3.60

Heft 39: **Gewerbestaub und Lungentuberkulose.** Dritter Teil (Kalkstein-, Quarzschamotte-, Schamotte-, Thomasschlacken-, Bleiweiß-, Baumwolltextil-Staub und Kühnsches Lungenpulver). Von Dr. med. K. W. **Jötten**, o. ö. Professor, Direktor des Hygienischen Instituts und der Staatlichen Forschungsabteilung in Münster i. Westf. Mit 55 Abbildungen. VI, 169 Seiten. 1932. RM 29.60

Heft 40: **Die Beiz-, Lackier- und Polierverfahren für Holz,** ihre Gesundheitsgefahren und deren Verhütung. Im Auftrag des Technischen Ausschusses der Deutschen Gesellschaft für Gewerbehygiene bearbeitet von J. **Wenzel**, Oberregierungs- und Gewerberat, Berlin. Mit einem Beitrag: Über einige Beiz-, Lackier- und Poliermittel, ihre Zusammensetzung und physiologische Wirkung. Von Dr. Hans H. **Weber** und Dipl.-Ing. W. **Gueffroy**, Gewerbehygienisches Laboratorium des Reichsgesundheitsamtes Berlin. V, 44 Seiten. 1932. RM 3.90

Heft 41: **Die Staubbeseitigung und Geräuschbekämpfung in Schotterbetrieben.** Im Auftrage des Technischen Ausschusses der Deutschen Gesellschaft für Gewerbehygiene bearbeitet von O. **Wittgen**, Regierungs- und Gewerberat, Koblenz. Mit 55 Abbildungen. IV, 56 Seiten. 1932. RM 7.80

Heft 42: **Praktische Fragen aus dem Gebiete des Augenzitterns der Bergleute.** Von Professor Dr. J. **Ohm**, Augenarzt in Bottrop i. W. Mit 42 Abbildungen und 5 Tabellen. III, 63 Seiten. 1932. RM 6.60

Heft 43: **Die schwere Staublunge in der Versicherungsgesetzgebung.** Ein Beitrag zu ihrer Beurteilung auf Grund der Funktion im Vergleich zum Röntgenbefund. Von Dr. Erich **Beintker**, Gewerbemedizinalrat, Münster i. W. Mit 14 Abbildungen. V, 84 Seiten. 1933. RM 7.50

Heft 44: **Hygiene in Setzmaschinenräumen.** Eine Untersuchung der Arbeitsbedingungen. Im Auftrage des Technischen Ausschusses der Deutschen Gesellschaft für Arbeitsschutz bearbeitet von Dr. Werner **Vaje**, Gewerberat bei der Regierung Frankfurt (Oder), und Dr. Hans H. **Weber**, Wissenschaftlicher Angestellter im Reichsgesundheitsamt. Mit 14 Abbildungen. 48 Seiten. 1935. RM 3.30

Zu beziehen durch jede Buchhandlung

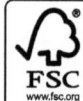

If you have any concerns about our products,
you can contact us on
ProductSafety@springernature.com

In case Publisher is established outside the EU,
the EU authorized representative is:
**Springer Nature Customer Service Center GmbH
Europaplatz 3, 69115 Heidelberg, Germany**

Printed by Libri Plureos GmbH
in Hamburg, Germany